医点就通

✚守护家庭健康

YI DIAN JIU TONG

SHOUHU JIATING JIANKANG

武汉市红十字会医院　主编

长江出版传媒　湖北科学技术出版社

图书在版编目（CIP）数据

医点就通：守护家庭健康 / 武汉市红十字会医院主编 . —武汉：湖北
科学技术出版社 , 2024.3

ISBN 978-7-5706-3008-0

Ⅰ . ①医…　Ⅱ . ①武…　Ⅲ . ①家庭保健－普及读物
Ⅳ . ① R161-49

中国国家版本馆 CIP 数据核字（2023）第 256368 号

责任编辑：常　宁
责任校对：童桂清　　　　　　　　　　　　　　　封面设计：曾雅明

出版发行：湖北科学技术出版社
地　　址：武汉市雄楚大街 268 号（湖北出版文化城 B 座 13—14 层）
电　　话：027-87679468　　　　　　　　　　　邮　　编：430070

印　　刷：武汉科源印刷设计有限公司　　　　　　邮　　编：430299

710×1000　　　　1/16　　　　　　　13.25 印张　　　150 千字
2024 年 3 月第 1 版　　　　　　　　　2024 年 3 月第 1 次印刷
定　　价：60.00 元

《医点就通：守护家庭健康》

编委会

主　编：张　星　　熊　念　　郑　镕

副主编：李志明　　褚金海　　邱　琼　　黄利民

　　　　方　喜　　韩书清　　胡彩英　　李　艳

编　委（以姓氏笔画为序）：

万　青	马卿莲	王　辉	邓　丹
邓新财	田　良	吕希俊	吕雪飞
邬扬绚	刘　涛	刘　赟	刘小卫
刘宗涛	严小宏	李　玲	李　娜
李　莉	李三荣	李国珍	杨树升
肖　敏	肖向丽	吴　偲	吴成璧
余丹芳	余桂国	宋　晗	张　丽
张　青	张　杰	张　建	张　艳
张忠元	张赫琳	陈　兰	陈　艳
欧阳海霞	罗　源	罗会林	赵艳霞
胡　凌	段　超	段祥林	姚祖东
贺　琼	唐金娥	黄　磊	曹　洁
彭　勇	彭一鹏	董　凤	喻　虹
谢　晶	魏　琦		

序言

"家是最小国，国是千万家。"只有每个家庭中的成员都身心健康，国家整体健康水平才能提升。推动健康理念根植家庭，不仅有益于千千万万中国家庭的幸福，更有助于夯实健康中国的基础。本书写作的目的就是传播、普及家庭健康知识。

在我们的日常生活中，会遇到很多身体方面的问题。一般情况下，一开始只是身体给出的预警信号，还没有严重到需要寻医问药的程度，如果能够准确识别预警信息，采取恰当的方式干预和应对，或者调整一下生活方式，就能够将问题消解于无形。但是，还有一些时候，由于我们没有及时发现这些信号，更谈不上运用科学方法应对，会导致疾病发展，给病患本人和家庭蒙上阴影。因此，我们要学会一些必备的家庭健康知识，守护家庭的安宁和幸福。

本书共包含十一个章节，第一至五章从人体八大系统中选择了更适合家庭关注养护的呼吸系统、消化系统、心血管系统、内分泌系统、泌尿生殖系统等五个系统，结合常见健康问题，详尽讲述如何自测健康状况、家庭中便于实行的护理办法以及遇到什么情况时应当立刻就医来寻求专业帮助；第六章和第七章重点关注女性和儿童两大群体，结合生理特点进行健康科普；第八章和第九章回应现代人关切，对五官和皮肤、睡眠两大方面进行专门阐述。第十章和第十一章则对生活中的健康知识、中医养生知识进行科普。

希望本书能给读者带来一些帮助，让更多人能够了解医学常识、健康理念，关照好自己和家人，成为全家人健康的守护者。

2023 年 12 月 28 日

目 录
CONTENTS

—————— • 六、女性健康知识 • ——————

—————— • 七、儿童健康知识 • ——————

—————— • 八、五官和皮肤健康知识 • ——————

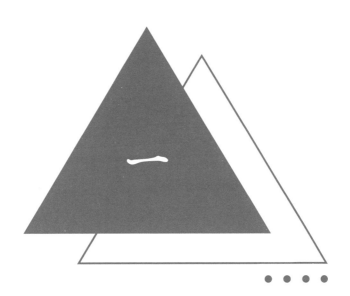

呼吸系统健康知识

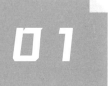

俯卧位通气疗法用对了能救命

▶ **什么是俯卧位通气疗法？**

俯卧位通气疗法是一项非常重要的挽救性治疗措施。俯卧位通气疗法能改善低氧血症、高碳酸血症、肺顺应性和肺可复张性，早期实施能遏制病情进展，并且改善预后。

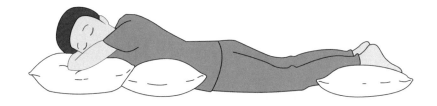

▶ **俯卧位通气疗法适合哪些人？**

俯卧位通气疗法适合有呼吸急促、憋气等呼吸困难症状者，特别是 70 岁以上的高龄患者。这类人群每天要评估血氧饱和度，尤其是活动后。如果活动后血氧饱和度低于 93%，必须卧床休息，俯卧位（趴着）时血氧饱和度有所上升，则可以趴尽可能长的时间，每天 12 小时以上更好，不能取俯卧位的也可取侧卧位。

切记：在专业医生指导下采取俯卧位通气疗法。

▶▶ **有哪些前期准备？**

（1）柔软的枕头 3 ~ 4 个。

（2）氧源。

（3）血氧仪实时监测。

▶▶ **哪些人群不能趴？**

（1）脊柱不稳定者。

（2）血流动力学不稳定者。

（3）近期腹部和胸部大手术者。

（4）妊娠和严重肥胖者。

（5）颅内、消化道大出血者。

▶▶ **趴多久合适呢？**

（1）循序渐进，2 小时可翻身一次。

（2）每天趴 12 小时更好。

（3）重症患者每天大于 16 小时更好。

俯卧位时，背部通气明显改善，心脏后方通气不良的肺泡明显减少，在重力作用下，气道内的分泌物也能得到很好的引流。

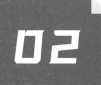

家中老年人患鼻炎，切勿轻视！

在日常生活中，老年人鼻炎发作很常见。那么，老年人患鼻炎的危害有哪些？有哪些注意事项？该如何治疗？且听我细细道来。

▶ 老年人患鼻炎危害很大

鼻炎会影响老年人的心脑供氧，长期鼻炎会加重哮喘、高血压和心脑血管疾病。另外，鼻炎引起的睡眠质量差会影响老年人其他疾病的康复，严重鼻炎发作时引发的睡眠呼吸暂停综合征会严重危害老年人的生命。

▶ 鼻炎患者日常注意事项

1. 保持室内湿度

暖气或空调的过度使用，会导致鼻腔干燥及黏膜上皮的抵抗力减弱。使用空气加湿器，能减少鼻炎的发作。开空调的房间应每天开窗通风，保持室内湿度在 30% 以上。

2. 坚持锻炼

平时要坚持锻炼，增强体质，预防感冒，戒烟限酒，提高自我防病意识。

3. 不随便剪鼻毛

鼻毛是预防呼吸系统疾病的第一道防线，能够阻挡空气中的灰尘、细菌等进入鼻腔。剪掉鼻毛会削弱鼻腔防御功能，增加患鼻炎的可能。

4. 不要挖鼻子

鼻腔皮肤很薄，用坚硬的指甲挖鼻子容易损伤鼻腔黏膜，引起鼻腔感染，诱发鼻炎，给鼻腔埋下健康隐患。

▶ 鼻炎自我治疗方法

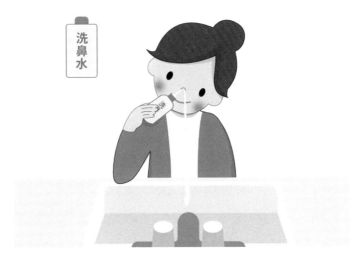

1. 冲洗鼻腔

生理盐水冲洗鼻腔对过敏性鼻炎、鼻窦炎和慢性鼻炎有不错的疗效。一般每天使用洗鼻器 1 ~ 2 次，1 周即可见效。

2. 针刺、按摩

针刺迎香穴、鼻通穴，或对前述穴位进行按摩，可减轻鼻塞。用双手食指反复搓揉鼻翼两侧，能够改善鼻腔局部的血液循环，缓解打喷嚏和鼻塞的症状。

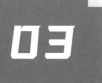

03 小镜头，大作用——支气管镜微创诊疗技术

随着医疗科技的不断发展与人民健康意识的增强，精准诊疗、微创舒适医疗的理念已经被广大民众接受，且需求逐年增加。

支气管镜微创诊疗技术将气管作为通道，不另做切口，创伤小，并发症少。

▶▶ **支气管镜微创诊疗适用于哪些疾病呢？**

胸腔内的大部分疾病都可以通过支气管镜来诊断和治疗。

（1）肺癌。在早期可以通过支气管镜诊断和消融，中期有助于肿瘤分期，晚期肿瘤阻塞气管时可以通过支气管镜来打通。

（2）肺炎是最常见的肺部感染性疾病。对于不同病菌引起的感染，治疗方法不一样。支气管镜可以帮助临床医生取样检测，明确感染的病因，对症下药；对痰液较多的患者还可以进行冲洗，缓解症状。

（3）慢性支气管炎、肺气肿、肺大疱、哮喘这些常见的慢性呼吸系统疾病，也可以通过支气管镜进行治疗，改善症状，提高生活质量。

（4）各种原因引起的气道狭窄或气道瘘、胸部手术前评估、手术后气道管理、危重患者抢救等都会用上支气管镜。

小镜头有大作用！支气管镜已经成为诊疗肺部疾病、胸腔疾病必不可少的工具之一。

04 有什么办法可以治疗鼻塞呢？

白天鼻塞呼吸不畅，晚上鼻塞难以入睡，半夜鼻塞被憋醒……如何应对鼻塞这件事？一起来看下吧！

▶ **按摩**

（1）按摩印堂穴：用拇指、食指或中指指腹点按印堂穴（两眉中间），也可用两手中指交替按摩印堂穴。

此法可增强鼻黏膜上皮细胞的增生能力；能刺激嗅细胞，使嗅觉灵敏；还能预防呼吸系统疾病（如感冒）。

（2）按摩迎香穴：用两手的中指或食指点按迎香穴（鼻翼

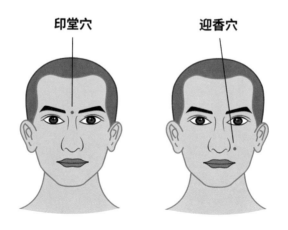

印堂穴　　　　迎香穴

旁的鼻唇沟凹陷处）若干次。

按摩此穴既有助于改善局部血液循环，防治鼻部疾病，还能防治面神经麻痹。

（3）鼻外按摩：用手指夹住鼻根两侧，用力向下拉，由上至下拉 12 次。此法可改善鼻黏膜的血液循环，有利于鼻腔黏液的正常分泌。

▶ 热敷

在脸上敷一块热毛巾，手指按压鼻部，可缓解鼻窦充血。

▶ 保持室内湿度

少量的湿气能缓解鼻部不适，室内湿度控制在 40% 最合适。加湿器要定期清洗，避免细菌滋生。

▶ 生理盐水滴鼻

可缓解鼻子的炎症反应，减轻鼻塞。生理盐水不含药物，妊娠期女性也能使用。

▶ 冲洗鼻腔

养成早晚冲洗鼻腔的好习惯，可以有效增强鼻腔黏膜的抗病能力，增强鼻子对天气变化的适应能力，预防各种呼吸系统疾病（如感冒）。

05

鹦鹉热是什么？爱鸟人士注意啦！

69 岁李女士因咳嗽、连续高热 1 周，到医院就诊，经检查诊断为鹦鹉热。

医生介绍，鹦鹉热若得不到及时治疗，易导致重症肺炎，甚至危及生命。

▶ 什么是鹦鹉热？

鹦鹉热又称鸟热，是一种由鹦鹉热衣原体感染引起的人畜共患病。鹦鹉热衣原体主要在鸟类之间传播，偶然由感染动物传染给人。最初发现本病多见于玩赏鹦鹉者，故命名为鹦鹉热。感染后，患者可有寒战、头痛、高热等表现。

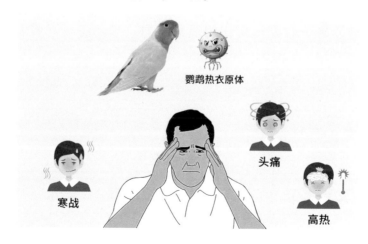

鹦鹉热衣原体

寒战

头痛

高热

▶ **鹦鹉热的传播途径有哪些?**

（1）经呼吸道传播。含有鹦鹉热衣原体的尘埃或气溶胶经呼吸道吸入，引起感染。

（2）经破损的皮肤、黏膜或消化道传播。含有鹦鹉热衣原体的分泌物、排泄物等可通过破损的皮肤、黏膜或消化道等引起感染。

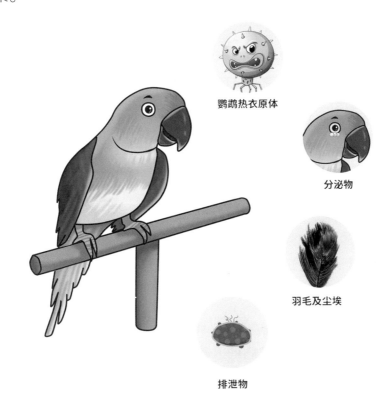

鹦鹉热衣原体

分泌物

羽毛及尘埃

排泄物

▶ **如何预防鹦鹉热?**

（1）观赏、饲养鸟类时注意防范。

（2）避免直接用手接触活禽，食用家禽时应煮熟。

终结结核流行，
自由健康呼吸

▶ 结核病是什么病？哪些人容易患结核病？

结核病又叫作痨病，由结核杆菌引起，主要通过呼吸道传播，人群普遍易感。结核杆菌可侵入人体全身各器官，主要侵害人体肺部，导致肺结核。如果发现不及时，治疗不彻底，会对健康造成严重危害，甚至可引起呼吸衰竭和死亡，给患者家庭带来沉重的负担。

肺结核患者通过咳嗽、咳痰、打喷嚏等方式将结核杆菌播散到空气中，健康人吸入带有结核杆菌的飞沫就可能被感染。

艾滋病病毒携带者、免疫力低下者、糖尿病患者、尘肺病患者、老年人等都是容易发病的人群。与肺结核患者同室居住、工作、学习的人都有感染结核杆菌的可能，应及时到医院检查。

▶ 感染肺结核，有什么症状表现？

肺结核患者的常见症状表现是咳嗽、咳痰，如果这些症状持续2周以上，应怀疑患有肺结核，要及时到当地结核病定点医疗机构就诊。此外，肺结核患者还有痰中带血、低热、夜间出汗、午后发热、胸痛、疲乏无力、体重减轻、呼吸困难等症状。

▷ 诊断肺结核一般需要做哪些检查?

诊断肺结核主要根据病原学检查,包括痰涂片、痰培养和分子生物学检测技术等,同时结合胸部X线片或CT、结核菌素试验和常见临床症状等综合诊断。

▷ 肺结核患者在平时的生活和工作中应该注意什么?

(1)肺结核患者应遵医嘱规范治疗,定期复查,禁烟禁酒。

(2)不随地吐痰,将痰液吐在有消毒液的带盖痰盂里;不方便时可将痰液吐在消毒湿巾或密封痰袋里。

(3)咳嗽、打喷嚏时注意避开他人,或者用手肘捂住口鼻,防止飞沫扩散。

(4)尽量不去人群密集的公共场所,如必须去,应当佩戴口罩。

(5)居家治疗的肺结核患者,应该尽量与家人分室居住,保持房间通风,佩戴口罩,避免家人被感染。

(6)如果是学生,出现肺结核可疑症状或被诊断为肺结核,应主动向学校报告,不隐瞒病情,不带病上课。

肺结核可防可治。注意环境卫生,加强营养,提高人体抵抗力,有助于预防肺结核。

▷ 除了保持良好的外部环境和健康的生活习惯外,还有没有其他有效措施预防肺结核?

卡介苗接种可有效预防儿童肺结核,降低新生儿结核性脑膜炎、血行播散型肺结核等严重疾病的风险。

07 如何应对甲流?

甲流即甲型流感,你听说过吗?应该如何应对甲流呢?

▶ 得了甲流,有哪些症状表现?

甲流患者典型的症状表现为发热,体温可达 39 ~ 40℃,可有畏寒、寒战、头痛、全身肌肉关节酸痛、乏力、食欲减退、咽喉痛、干咳、鼻塞、流涕、胸骨后不适、颜面潮红、眼结膜充血等表现。

▶ 怎么治疗甲流?

(1)确诊病例应当尽早隔离治疗。

(2)基础疾病明显加重或符合重症、危重症诊断标准者,应尽早住院治疗。

(3)非住院患者应居家隔离,保持房间通风,佩戴口罩,充分休息,多饮水,食物应当易消化且富有营养,密切观察病情变化,尤其是儿童和老年人。

(4)流感病毒感染高危人群容易发展为重症,尽早抗病毒治疗,奥司他韦、玛巴洛沙韦等药物可以减少并发症、缩短病程、降低病死率。一般在发病 48 小时之内服药，越早用药，效果越好。

（5）避免盲目或不合理使用抗菌药物。甲流属于病毒感染，我们平常用的青霉素、头孢菌素等抗生素是针对细菌的，对流感病毒无效。不建议大家一发热就用抗生素，有细菌感染指征时再使用。

（6）合理使用退热药。在发热时可以用一些退热药来改善症状，但这并不能消除病毒和缩短病程。药物起效时退热，药效过了可能还会发热，这并不是病情反复。患者可以根据需要，隔 6 ~ 8 小时重复用药。儿童忌用阿司匹林及其他水杨酸制剂。

（7）可对症使用中成药，如蓝芩口服液、清开灵、连花清瘟胶囊等。

怎么预防甲流？

（1）尽量少去人员密集的公共场所。

（2）外出佩戴口罩。

（3）注意休息，多饮水。

（4）开窗通风。

（5）注射流感疫苗。

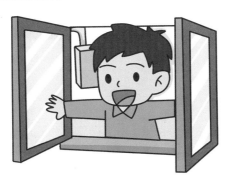

睡一觉，无痛纤维支气管镜检查就完成啦！

季先生因咳嗽3个月来医院就诊，因病程较长，痰中带血，且肺部CT提示肺部病灶有进展，医生建议行纤维支气管镜检查。

"我怎么感觉才睡了一觉，检查已经结束了？一点儿也不难受，相比于之前，简直好太多了！"季先生做完检查后说。

▶▶ 什么是纤维支气管镜检查及治疗？

纤维支气管镜检查及治疗指把检查器械通过鼻腔或口腔，经声门置入患者的下呼吸道，观察各级支气管腔，发现病变后进行活检、刷检、肺泡灌洗等。

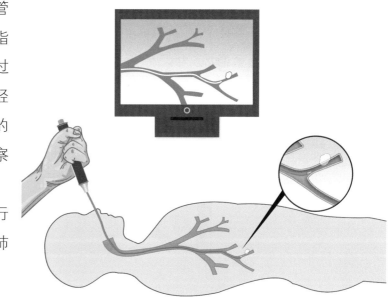

▶▶ 纤维支气管镜检查具有哪些优点？

（1）舒适：检查过程舒适，清醒后无不良记忆，如需要再次检查，无恐惧感。

（2）安全：麻醉医生全程监护，内窥镜面罩、喉罩、气管导管一应俱全，全方位保障气管安全、心率平稳、循环稳定。

（3）便捷：静脉麻醉药物起效迅速、用药方便、作用时间短、呼吸抑制小，检查后恢复迅速。

▶▶ 哪些患者需要做纤维支气管镜检查？

（1）不明原因的咯血或痰中带血者。

（2）不明原因的慢性咳嗽者，怀疑支气管结核、气管肿瘤。

（3）X线或CT检查异常者，如肺不张、肺部肿块、肺部弥漫性病变、纵隔淋巴结肿大、支气管狭窄等。

（4）其他：如果气管内不慎吸入异物，可通过纤维支气管镜夹取；气管狭窄患者的球囊扩张、支架置入以及气管肿瘤患者病变组织的冷冻、激光等都可以在纤维支气管镜下进行。

肺癌筛查，低剂量 CT+ 人工智能技术，你值得拥有！

2023 年 4 月 15 日—21 日是第 29 个全国肿瘤防治宣传周，主题是"癌症防治　全面行动——全人群　全周期　仝社会"，倡导每个人做自己健康的第一责任人，正确认识癌症、积极防控癌症，主动参加防癌健康体检，做到早预防、早发现、早诊断、早治疗。

肺癌是我国发病率和死亡率排名较高的癌症。

由于一些人缺少体检筛查意识，因此不少患者发现肺癌时已经是中晚期，不但要面对高昂的医疗费用，而且中晚期肺癌患者的 5 年生存率仅为 5%，但早期肺癌患者的 5 年生存率达到 90% ~ 100%。

▷ **哪些人该做肺癌筛查？**

《中国肺癌筛查与早诊早治指南》明确指出了肺癌高危人群，这类人应该做肺癌筛查。

（1）吸烟包年数 [①] ≥ 30 包年者，包括曾经吸烟包年数 ≥ 30

---

①注：吸烟包年数 = 每天吸烟的包数（每包 20 支）x 吸烟年数。
推荐肺癌筛查的起始年龄为 45 岁。

包年，而戒烟不足 15 年者。

（2）与吸烟者共同生活或同室工作 ≥ 20 年者。

（3）有慢性阻塞性肺疾病史者。

（4）有一级亲属肺癌家族史者。

（5）石棉、氡、铍、铬、镉、镍、硅、煤烟暴露至少 1 年者。

▶▶ 低剂量 CT＋ 人工智能技术

在肺癌筛查中，CT 检查具有无影像重叠、密度分辨率高等特点。而低剂量 CT 既能明确诊断，又能避免人体受到较多辐射。

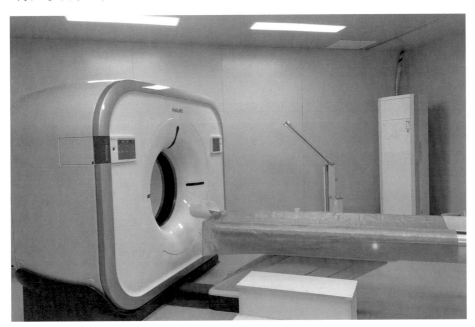

与普通 X 线检查相比，对肺癌高危人群进行低剂量 CT 检查可使肺癌病死率下降 20％。低剂量 CT 是通过降低电压或者电流等减少辐射剂量的，1 次低剂量 CT 的辐射剂量仅为常规的 1/5 ～ 1/4，大大降低了检查者的受辐射剂量。

人工智能技术在几秒内从低剂量 CT 检查的 300 多幅影像中找到几毫米的微小病灶，准确率高达 99%；还能对病灶进行全面分析并提示病灶的位置、大小、性质、危险程度，帮助医生判断良恶性病变，以及需要定期观察还是立即手术治疗。

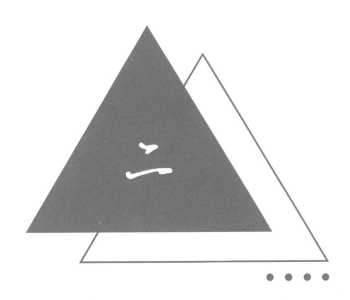

消化系统健康知识

10 只吞一粒小胶囊，就可完成胃镜检查啦！

胃部隐痛、饱胀、反酸、烧心不适？想做胃镜检查，却无法克服对传统胃镜的恐惧？或者无法克服对无痛胃镜麻醉的恐惧？或因高龄、基础疾病过多、不能耐受而恐惧？

现在只需喝一杯水，吞一粒胶囊，就可以完成胃镜检查啦！全程不麻醉，而且无痛苦！

▌检查流程

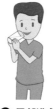 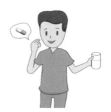

❶ 胃部准备　　　　❷ 吞服胶囊

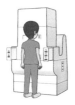 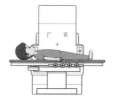 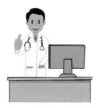

❸ 检查操作
（立位检查）　　　❹ 检查操作
（卧位检查）　　　❺ 医生诊断

小胶囊，大本领

胶囊胃镜全称为磁控胶囊胃镜系统，它可以真正实现无创、无痛、无麻醉的胃镜检查。

检查者只需要喝一杯水，将小胶囊吞咽下去，小胶囊先后经过胃底、贲门、胃体、胃角、胃窦、幽门，医生按顺序依次观察，保证胃内各部位观察的完整性，15 分钟左右就可完成整个胃部检查。检查结束之后，小胶囊会随肠道蠕动自然排出体外，安全系数高。上班族也无须担心，做完即走，十分方便快捷。

医生通过相应系统，实时精准调控体外磁场，进而控制胶囊在胃内的运动，改变胶囊姿态，按照需求拍摄病灶高清图像，从而达到全面观察胃部并做出诊断的目的。在这个过程中，图像被无线传输至便携记录器，数据导出后，还可回放，提高诊断的准确率。

小胶囊及便携数据记录器如下图所示。

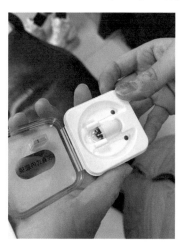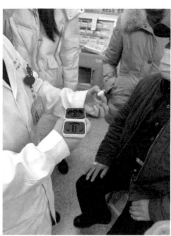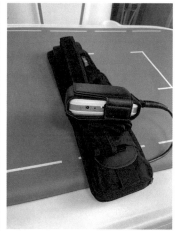

专家建议

消化道肿瘤早期治疗效果好，但早期往往没有症状，难以发现，等到有症状时常常已是中晚期，中晚期的治疗效果差，因此早期发现消化道病变至关重要。

建议高危人群每年做一次胃镜检查，对传统胃镜及无痛胃镜存在恐惧者、高龄者、基础疾病过多者，可考虑胶囊胃镜。

胶囊胃镜下发现的可疑病变，后期可以通过取组织活检来进一步明确病理诊断，再通过内镜微创手术达到治疗目的，可以有效避免胃癌的发生发展。

11 消化道早癌筛查知多少

我国是消化道肿瘤高发国家，而消化道肿瘤的早期发现率低。如果消化道肿瘤的早期患者得到规范治疗，那么 5 年生存率会大幅增加，约在 90% 以上。

消化道肿瘤早期患者，即消化道早癌患者最典型的特征就是没有症状或仅有普通胃病的症状，如上腹部不适、腹胀、胃部隐痛等。

这是由于早期的病变表浅，范围较小，不会对消化道带来大的影响。如果出现严重腹痛、呕血、黑便、便血、腹部包块、消瘦等消化道报警症状时，往往已经是中晚期了！

那么哪些人是高危人群？需要进行消化道早癌筛查呢？

▶ 消化道早癌筛查重点人群

（1）年龄 50 岁以上者。

（2）直系亲属有消化道肿瘤病史者。

（3）有消化道息肉病史者。

（4）有消化系统症状者，如进食哽噎、反酸、烧心、嗳气、腹痛、腹胀、腹部不适、腹泻、便秘、黑便、便血、排便不净感、消瘦、乏力、纳差等。

（5）有不良生活习惯者，如吸烟、饮酒、热烫饮食、进食过快、长期大量食用高盐或腌制食品、长期精神压抑等。

消化道肿瘤包括食管癌、胃癌、结肠癌等。各肿瘤的高危人群如下。

▶ 食管癌的高危人群

（1）有消化系统症状者。

（2）有食管癌、胃癌家族史者。

（3）初筛普查时发现食管黏膜上皮异型增生或食管炎者。

（4）吸烟，饮酒，长期大量食用发酵霉变食物，缺乏维生素 C、维生素 B、胡萝卜素等人群。

▶ 胃癌的高危人群

（1）有癌症家族史者。

（2）有慢性胃溃疡等疾病以及合并幽门螺杆菌感染者。

（3）吸烟，饮酒，长期大量食用高盐或腌制食品、烫食、霉变食物等对胃刺激较大的食物，食物和水源被污染。

我国胃癌目标筛查人群超过 2 亿，超过 80% 的早期胃癌病例来自 40 岁以上的社区无症状人群，开展社区人群胃癌筛查是提高早期胃癌检出率的必然途径。

有时临床上见到 20 岁左右的消化道肿瘤患者，感到非常痛心和惋惜。大众应提高疾病早筛查早治疗的健康意识，从日常生活着手，改变不良饮食习惯，将疾病扼杀在萌芽状态。

12 胃里长出石头，居然和山楂、柿子有关！

胆结石、肾结石大家可能有所了解，你听说过胃结石吗？胃结石是怎么形成的呢？又该如何规范治疗呢？

什么是胃结石？

胃结石是因进食的某些动植物成分、毛发或矿物质在胃内不被消化，凝结成块而形成的，多与大量食用山楂、柿子等有关。

山楂富含果胶，在适合的 pH 值下可发生胶凝，在胃内凝结成块而形成胃结石。柿子含有丰富的鞣酸，在胃酸的作用下生成不溶于水的沉淀物，并与果胶、食物残渣等形成团状凝块，即胃结石。

胃结石患者有哪些表现？

胃结石形成后，大多数患者有上腹部发胀、恶心或疼痛感；有些患者有类似慢性胃炎的症状，如食欲不振、消化不良、反酸、烧心等；部分患者可合并胃溃疡。

30% 的因吃柿子引起胃结石的患者，可在上腹部触及活动的质硬包块。若患者有上述症状、体征，生活在产柿地区，并有空腹吃大量柿子的病史，一般诊断即可明确。若对诊断有怀疑，可行胃镜检查以明确诊断。

▶▶ **如何规范治疗?**

以往治疗胃结石采用手术取石，患者痛苦较大。随着纤维内窥镜治疗学的发展，开展了激光爆破碎石，或通过特制的器械将胃结石绞碎，然后经幽门排出。

虽然大部分植物性胃结石可被可乐或小苏打水溶解，对稍大的可以将可乐注射到结石内部，但是溶解过程较慢，且疗效不确切。

所以一旦确诊胃结石，应及时行胃镜检查及纤维内窥镜治疗，以免出现消化道溃疡、出血、梗阻等情况。

专家建议

这类患者的常见特征：一是年龄都较大；二是吃水果较多且杂；三是吃一些高蛋白食物，如鱼、肉等。适当吃水果对健康是有好处的，但不可过量，特别是老年人，他们的消化功能差，更要注意。

吃柿子、山楂时应注意：一是不要在空腹的情况下吃；二是不要同各种酸性水果一起吃，如橘子、猕猴桃等；三是吃柿子前后不要吃高蛋白食物，如肉类等；四是一次不可吃得过多。

胃结石患者的典型症状是上腹部发胀、疼痛，伴恶心、呕吐，严重的会吐血。

如有上述症状，一定不要在家里自行处理，要及时到医院做胃镜检查。因为结石在胃里时间长了，可能引起胃壁坏死和穿孔，如果进入肠道，就会引起肠梗阻。只要及时发现和治疗，痛苦较小，很快就可以恢复。

留意过自己的大便吗？
当心癌症找上你！

你有没有留意过自己的大便？你的大便是下图这样的吗？如果是这样，当心结直肠癌！

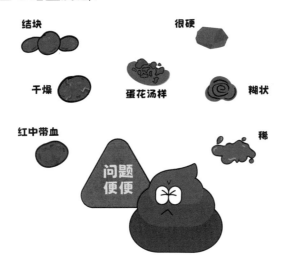

每个人都有自己的排便习惯，一天一次或两三天一次，偶尔腹泻或便秘，只要符合自己的日常规律，就是正常排便。

患结直肠癌时，排便习惯和大便形状会发生变化。出现以下改变时，应警惕！

（1）排便频次改变。原本的一天一次可能会变成一天多次，并且出现排便不净感，总想上厕所。

（2）便秘。平时排便正常甚至腹泻的患者，突然出现了便秘。

（3）大便变细或出现凹槽等。

（4）便血。

结直肠癌是结肠癌和直肠癌的总称，是常见的恶性肿瘤，在全球消化系统恶性肿瘤中发病率和死亡率均居前列，严重威胁人民群众的生命健康。

近年来，随着我国人民群众生活方式及饮食结构的改变，结直肠癌发病率呈现总体上升趋势，且具有以下特点：城市高于农村，男性高于女性，结肠癌多于直肠癌，直肠癌中超过80%的肿瘤发生在直肠中下段。

专家建议

我国结直肠癌人群发病率从40岁开始升高，50岁以上人群的升高速度更为明显。人群筛查建议将50～75岁作为目标年龄段，而对有相关症状和体征如便血、黏液血便、排便习惯改变、不明原因贫血、体重下降等的人群，不做年龄限制。

14

"专心治痔"，内痔新疗法——内镜下微创治疗

常言道"十男九痔""十女十痔"，可见痔疮的患病人群之广。

2015 年的《中国成人常见肛肠疾病流行病学调查》显示，我国 18 周岁以上城镇及农村的常住人口中，肛肠疾病患病率高达 50.1%，且肛肠疾病患者中 98.08% 有痔疮。

▶ 什么是痔疮?

痔疮是直肠下端的肛垫出现了病理性肥大，一般分为内痔、外痔和混合痔。其中以内痔最常见。

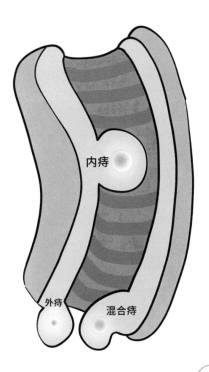

在生活中痔疮的发病原因颇多，如久坐、久站时长时间处于一种固定体位，影响血液循环，使盆腔内血流缓慢和腹腔内脏器充血，痔静脉过度充盈、曲张、隆起，静脉壁张力下降，从而引起痔疮。这是发病的重要原因之一。

痔疮的常见临床表现为便血、肛周瘙痒、肛周疼痛不适、异物感、痔块脱垂、痔块脏污等。

▶ 如何治疗痔疮?

治疗上，多数病情轻的患者通过改善生活方式或药物治疗等保守治疗能控制病情。如果保守治疗失败，可以选择传统手术。近年兴起的内镜下微创治疗——内镜下硬化术广受痔疮患者欢迎。

▶ 相比传统手术，内镜下微创治疗的优点是什么?

手术时间短，术中出血少，术后无须换药，患者痛苦少，恢复快。

多数患者会选择胃肠镜检查和内镜下微创治疗一同进行，只需要一次空腹、清肠、麻醉准备，即可完成一系列完整的消化道肿瘤筛查与痔疮治疗。

▶ 内镜下微创治疗适合哪些患者?

（1）有内痔相关症状，保守治疗无效者。

（2）高龄，有高血压、糖尿病、严重的系统性疾病，不能耐受外科手术者。

（3）术后复发，反复手术后不适宜再次手术者。

（4）恐惧外科手术，担心住院时间长、痛苦大的患者。

▶ 内镜下微创治疗后注意事项

（1）需要卧床休息 12 ~ 24 小时，不能用力咳嗽和排便。

（2）清淡饮食，忌辛辣刺激食物，多吃一点通便的食物。

（3）不要久坐、久站，适量运动，尤其是提肛运动。

（4）每天定时排便，时间不宜过长，以5分钟左右最佳。

（5）保持肛周清洁。

▶ **痔疮预防要点**

（1）改变生活习惯，规律作息，减少增加腹压、直肠压力的活动，避免久站、久坐等，提倡适量运动。

（2）多喝水，多吃蔬菜、水果，忌辛辣刺激、煎炸熏烤类食物，禁烟酒。

（3）局部用药消肿，保持排便通畅、肛周清洁，坚持温水坐浴。

（4）如果痔疮反复发作，应及时就诊治疗。

15 为什么说胆结石是富贵病?

胆囊的主要功能是浓缩、储存胆汁，帮助脂肪消化和吸收。

胆结石是胆囊和胆管内形成的结石，一直被认为是一种富贵病。肥胖、妊娠、高脂肪饮食、运动少、糖尿病等都会引起胆结石。

▶ 胆结石有哪些危害?

（1）胆结石若长期不治疗，极易感染，诱发炎症，如急慢性胆囊炎、胆管炎等，甚至可能引发癌变。

（2）胆结石卡在了胆囊壶腹部或颈部，会造成患者胆绞痛、恶心、呕吐，严重的会造成胆囊化脓、感染、穿孔。

（3）胆结石卡在了胆总管，肝脏分泌的胆汁排不出去，进入血液，引起黄疸。如果控制不好而进一步发展，就会造成化脓性胆管炎，导致全身性的感染，甚至危及生命。

（4）胆结石卡在了胰腺开口，胰腺开口一旦被堵住，会引起急性胰腺炎，腹痛非常剧烈，如果继续发展，会有生命危险。

▶ 如何预防胆结石?

（1）要保持作息、饮食规律，避免暴饮暴食，注意细嚼慢咽，饮食清淡为主。

（2）尽量少吃油炸食品等高脂油腻食物，减轻肝脏负担。

（3）不饮酒，多喝水。

（4）适量运动，避免久坐等不良生活习惯。

▶ 得了胆结石，是否需要手术治疗？

有的人得了胆结石，无明显症状，是偶然在体检中发现的。部分患者无急性发作，只有轻微症状，如饱胀、嗳气、消化不良等。对于这种无症状的胆结石，应定期随访，根据随访结果选择治疗方案。

▶ 什么情况下可行手术治疗？

有相关症状；胆囊造影时胆囊不显影；胆结石直径超过2cm；胆囊萎缩或瓷样胆囊；B超提示胆囊局限性增厚。

胆结石的主要手术方式是胆囊切除术。

▶ 胆囊切除术后会影响消化功能吗？

胆囊切除术后，患者的症状随即消失。虽然失去了胆囊浓缩和储存胆汁的功能，但对患者的消化吸收功能并无较大影响。研究表明，胆囊切除术后患者的消化吸收功能与正常人相似。

▶ 胆囊切除术后为什么会出现腹泻？

胆囊切除术后，由于失去了胆囊对胆汁的浓缩、储存功能，机体对脂肪的消化作用短期减弱，部分患者出现了消化不良、脂肪性腹泻。一般发生在胆囊切除术后的2周内。随着肝总管和胆总管的代偿性扩张，替代了胆囊部分功能，腹泻得以改善。

16 夏季腹泻，千万别掉以轻心！

夏季腹泻多由肠道感染、食物中毒引起，引起感染性腹泻的病原体主要包括细菌、病毒和寄生虫三大类。主要表现为：腹痛、腹泻、肠鸣音亢进等，肠道感染者可伴有发热、大便腥臭等。严重腹泻会使人体脱水，引起电解质紊乱，甚至危及生命。

▶▶ **引起夏季腹泻的原因有哪些?**

（1）夏季天气炎热，雨水较多，为肠道致病菌的生长繁殖提供了适宜的自然条件。

（2）虽然人体本身对外界病原体具有一定的防御能力，如口腔中有一定数量的溶菌酶、胃液中含有大量的胃酸等均可杀灭随食物进入消化道的致病菌，但肠道致病菌能采用乘虚而入的方式引起肠道感染。

（3）夏季出汗较多，大量饮水稀释了胃液，降低了局部抵抗力，为致病菌的侵入创造了条件。

（4）夏季炎热，人们往往休息不好、食欲欠佳，导致机体抵抗力下降，易腹泻。

（5）夏季人们常食用各种瓜果、凉拌菜或冰镇饮品。这些食品在制作过程中极易被污染，导致人们食用后腹泻。冷凉食品进食过多、过快或腹部受凉等容易引起胃肠道的应激反应，造成腹泻。

（6）夏季苍蝇和蟑螂滋生，可携带致病菌，传播疾病。

对于夏季腹泻，我们要做到平时积极预防，有病及时就医，防止扩散传播，避免其他伤害。

▶ 防治夏季腹泻，建议记住以下几点

（1）注意饮用水卫生，不饮生水。

（2）注意食品卫生。食物要生熟分开，避免交叉污染。尽量少食用易带致病菌的食物，如田螺、贝类、螃蟹等水产品，食用时要煮熟蒸透。

（3）生吃的食物一定要洗净，尽量减少生冷食品的摄入。

（4）注意手卫生，平时常洗手，饭前、便后手要洗净。

（5）清洁环境，灭苍蝇、灭蟑螂，避免污染食物。

（6）注意休息，避免受凉、劳累，预防感冒和中暑。

（7）平衡膳食，合理营养，提高机体免疫力。

（8）尽量减少与腹泻患者的接触，特别注意不要共用餐具。

▶ 如何处理夏季腹泻？

腹泻者首先要回顾个人病史并及时到医院就诊，以便得到及时的治疗。最好保留腹泻时的大便标本，立即送到医院进行化验检查。发生腹泻时不要滥用抗生素治疗，止泻药要慎重使用，如盲目止泻，对病情转归反而不利。因为强力止泻可能造成清除细

菌的作用停止，导致全身更加严重的感染。

在腹泻期间，尽可能少食油腻、生冷、刺激性的食物，多饮水是关键。如果不能及时到医院就诊，就要在家中及时口服淡盐水，注意休息和饮食。出现腹泻时要继续进食，补充营养，可以吃一些稀、软、易消化、有营养的食物。如果病情严重，要在医生的指导下谨慎用药。

17 狡猾的幽门螺杆菌

▶▶ 什么是幽门螺杆菌？

幽门螺杆菌（helicobacter pylori，Hp）本质上是一种革兰阴性杆菌，生存力极强，能够在胃中强酸环境下生存，是唯一能够在胃中生存的细菌。

由于我国很少实行分餐制，也很少使用公筷，因此我国幽门螺杆菌感染率高，据统计有 50% 的人感染。

▶▶ 传播途径有哪些？

一般通过口－口途径、粪－口途径、医源性途径传播。

1. 口－口途径

由于我国很少实行分餐制，很少使用公筷，因此 Hp 感染有家庭聚集倾向。此外，情侣间的接吻、大人与小孩的嘴对嘴喂食也是 Hp 感染的一个途径。

2. 粪－口途径

Hp 通常存在于感染者的粪便中，如果污染水源，健康人饮用了含 Hp 的水，就有可能被感染。

3. 医源性途径

从事内镜检查的医生是 Hp 感染的高风险人群。此外，侵入式的内镜消毒不彻底，是造成医源性 Hp 感染的主要原因。因此，检查和就医务必到正规的医院。

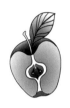
进食了被幽门螺杆菌
污染的水或食物

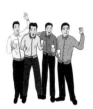
聚餐传播

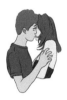
接吻传播

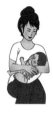
母婴传播

▷ 发病特点有哪些?

通常表现为口腔异味、舌苔重、反酸、烧心、嗳气、上腹饱胀、胃隐痛、便秘、营养不良等非特异性症状。

▷ 如何检测幽门螺杆菌?

^{13}C 尿素呼气试验或者 ^{14}C 尿素呼气试验，是最常用的检测方法，是诊断 Hp 感染的临床金标准。还可以进行粪便 Hp 抗原检测、血清 Hp-IgG 抗体检测。

▷ 如何预防幽门螺杆菌感染?

1. 避免聚集性感染

幽门螺杆菌感染具有家庭聚集的特点。父母传染给子女的概率较高。幽门螺杆菌感染者应积极做好预防家人感染的相关工作。

2. 保持口腔健康

幽门螺杆菌感染者一般有口臭等口腔问题，保持口腔健康可以避免此类问题。对于幽门螺杆菌未感染者，保持口腔健康能够预防感染。

3. 不喝生水，不吃生的食物

研究证实，幽门螺杆菌可在自来水中存活 4 ~ 10 天，在河水中存活长达 3 年。因此预防幽门螺杆菌感染的要点之一就是不喝生水，不吃生的食物等。

4. 餐具器皿应定期消毒

体质较弱的小朋友和老人，应该尽量使用可以高温杀菌的不锈钢餐具，做到聚餐用公筷，用餐要消毒，避免病从口入。常用方式是用消毒柜日常进行餐具消毒，消毒柜的温度可以达到 125℃，能够杀死大部分细菌。

18 90% 的 I 期结直肠癌
竟然可以治愈！

近日，消化科接诊了一位患者——63 岁的张阿姨，肠镜检查结果提示肠息肉，而医生凭借丰富的内镜观察经验，考虑为直肠癌癌前病变，甚至已经发展为直肠早癌。

医生开展了高难度的内镜下手术治疗，手术过程顺利，病灶完整切除，手术标本病理切片结果证实为直肠黏膜内癌，尚未突破黏膜层，患者治愈出院。

张阿姨对于治疗效果非常满意，并且决定跟大家分享这一次的住院诊疗过程。

> 张阿姨：" 医生，我的肠镜检查结果怎么样？"
>
> 专家解读：" 张阿姨，您的肠镜检查结果提示直肠末端有一个大小约 4.5cm×4.0cm 的病灶，简单来说，就是您直肠上长了个息肉，这个息肉可能是癌前病变。"
>
> 张阿姨：" 什么？我得了癌症？"
>
> 专家解读：" 张阿姨，您别紧张，癌前病变不是癌症，它具有癌变潜在可能，长期存在可能转变为癌。"

张阿姨："医生，那有没有什么办法能够治好啊？我的肠息肉已经癌变了吗？"

专家解读："至于您的肠息肉有没有癌变，最终的病理切片结果才能证实。国家癌症中心公布的数据显示 I 期结直肠癌治愈率高达 90%，而且目前肠道癌前病变以及 I 期结直肠癌的治疗方式有多种。"

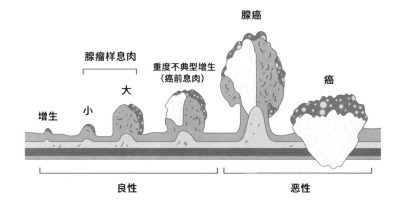

张阿姨："什么？ 90% 的结直肠癌竟然可以治愈？医生，快给我详细介绍一下有哪些治疗方法吧！"

专家解读："好的，第一种，就是传统意义上的外科手术，有开腹手术、腹腔镜手术等方式，直接将病变肠段切除，根据术中病理切片结果决定是否进行近端造瘘二期缝合。缺点也不容忽视，如手术创面大、术后恢复时间长、术后护理难度高等。

第二种，就是近年来飞速发展的消化内镜微创手术——内镜下黏膜剥离术，主要用于治疗消化道癌前病变以及消化道早癌，能完整切除病灶，手术创面小，术后恢复时间短，短期内可恢复饮食，术后护理简便，受到了绝大多数符合适应证的患者青睐。"

张阿姨："医生，听你讲完后我马上就想选择第二种方法了，是不是费用特别昂贵啊？"

专家解读："张阿姨，费用这方面您放心，跟传统外科手术相比，这个消化内镜微创手术的花费要少得多，具体费用是根据您手术时所用到的医疗器材计算的。"

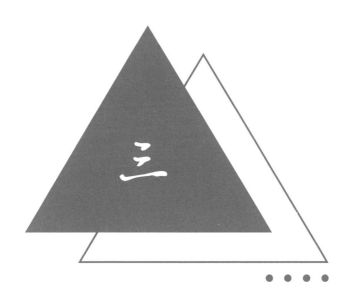

心血管系统健康知识

沉默的杀手——高血压，快看你有没有这些症状！

大部分高血压患者没有明显的症状，因此很多人不重视，但没有症状不等于没有危害，高血压就像个沉默的杀手。

如果长期得不到有效积极的控制，就会引起动脉硬化、血管狭窄、各组织器官的血液供应障碍等，以心、脑、肾最为显著，且容易诱发严重的并发症。

因此在早期识别高血压，进行治疗和干预就显得至关重要。

快来看看表1，对比一下，您的血压达标了吗？

表1　血压的分类

分类	收缩压 /mmHg		舒张压 /mmHg
正常血压	＜ 120	和	＜ 80
正常高值	120 ～ 139	和（或）	80 ～ 89
高血压	≥ 140	和（或）	≥ 90
1 级高血压（轻度）	140 ～ 159	和（或）	90 ～ 99
2 级高血压（中度）	160 ～ 179	和（或）	100 ～ 109
3 级高血压（重度）	≥ 180	和（或）	≥ 110
单纯收缩期高血压	≥ 140	和	＜ 90

注：当收缩压和舒张压分属于不同级别时，以较高的分级为准。

如果您有以下症状，需要测量血压并及时就医。

1. 头部

头痛、头晕是高血压最常见的早期症状。一般血压会在上午 6-10 时和下午 4-6 时出现高峰，如果你在这两个时间段经常感觉头痛、头晕、沉重，就需要重视起来。

2. 眼部

高血压患者的收缩压和舒张压都比较高，眼部表面的末梢血管会充盈，从而引起双眼通红，甚至用眼药水也不能缓解，严重时血管壁可能会逐渐硬化，引起视网膜病变，导致视力下降，甚至失明。因此，出现眼部症状时应警惕。

3. 心脏

如果胸部正中或偏左侧部位出现闷痛感等不适，持续时间较长或者反复出现，要注意是否是高血压引起的心脏结构和功能的改变。

4. 肾脏

高血压对肾脏的损害往往不易察觉，直观方法是观察尿液情况。如果尿液中泡沫增多，或者夜尿增多（即每晚起夜的次数增加），很可能是高血压引起了肾脏功能损伤。此时需要及时测量血压并尽快到医院检查。

5. 睡眠

与血压正常的人相比，高血压患者的失眠率更高，达到 40% ~ 60%。高血压会引起交感神经系统和大脑皮质的活跃，使兴奋性神经递质增加，引起失眠。如果出现不明原因的失眠，要注意是否是高血压引起的。

6.四肢

高血压时血管承受较大的压力。四肢的血管位于血液循环的末端，因此压迫感比较集中。如果出现手指、脚趾等肢体末端麻木感，活动不够灵活，且持续时间较长，应及时就诊。

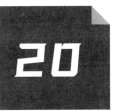

20 测血压时，应该是什么姿势呢？

"测血压时，到底该坐着还是躺着？"

"测血压时，到底该测左臂还是右臂？"

要回答这2个问题，首先要了解测血压的基础知识。下面的口诀请大家记住啦！

> 自测血压很重要，因地制宜选体位。
>
> 测量首选右上臂，前臂高度与心平。
>
> 袖带松紧一指宽，距离肘窝两横指。
>
> 两至三次取均值，每天两次记心上。
>
> 事前准备要注意，环境安静不嘈杂。
>
> 休息至少五分钟，小便排空再测量。

要注意，人体的姿势对测量结果确实有一定影响。坐位时肱动脉更接近心脏水平，所以测量血压时一般以坐位为主，建议自测时选择坐位。如果行动不便，则需要坐位和卧位各测量一次，如果差别不大，说明两种体位都可选择。

测血压时，该测左臂还是右臂呢？一般来说，以右侧为宜。这是因为根据人体的生理结构，右臂血压更接近主动脉血压，所以测量右臂更准确。需要注意的是，第一次测量血压时，应该双侧手臂都进行测量，如果双侧血压不一致，以血压值较高的一侧为准。如果双侧血压差值超过 20mmHg，就有血管病变的可能，需要及时就医。

大家可以根据自己所处的环境，因地制宜地选择体位。

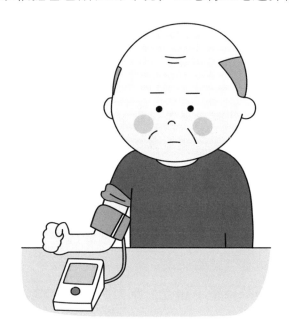

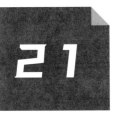

21

室性早搏射频消融术，
根治你的"心"病

1个月前，晏先生突然在家晕倒，被紧急送到医院救治。24小时动态心电图检查提示患者基础心率偏低、没有长间歇，合并频发室性早搏2.8万次。心血管内科医生经过综合评估，向患者提出最佳治疗方案——射频消融术。

射频消融术可以解决患者的频发室性早搏，且不影响患者的心率，术后不用持续服用药物。果然手术一天后，晏先生就出院了。

▶ 室性早搏患者有哪些症状？

室性早搏，即室性期前收缩，临床表现因人而异，患者可出现心悸、心跳间歇感、头晕、胸闷等症状。

很多频发室性早搏患者没有明显症状。部分室性早搏患者因为心搏出量下降，重要脏器血流灌注不足，出现乏力、气促、出汗，甚至心绞痛。

▶ 射频消融术治疗经过

射频消融术是在一个有特殊设备的手术间进行的。工作人员包括医生、助手、护士和技师。患者躺在检查床上，医务人员将各种监测装置与患者身体连接，再用无菌单覆盖患者身体。医务人员穿戴无菌手术衣和手套。

首先对导管插入部位（如腹股沟、手臂、肩膀或颈部）的皮肤消毒，进行局部麻醉，然后用穿刺针穿刺血管，电生理检查导管经血管插入心腔，记录心脏不同部位的电活动，并发放微弱的电刺激来刺激心脏，以便诱发心律失常，明确室性早搏诊断。然后医生通过导管找到心脏异常电活动的确切部位（此过程称为标测），通过消融仪发送射频电流行消融治疗，从而根治室性早搏。

射频消融术是一种治疗快速性心律失常的介入方法，能够一次性清除病灶，不开刀，创伤小。

心脏是人类重要的器官，我们的生存、健康与心脏有着紧密的联系。心脏是唯一一个片刻都不能休息的器官，我们要好好保护我们的心脏。

22 抢救脑卒中患者，分秒必争！

某日，一患者于上午 10 时出现左侧肢体轻度瘫痪，不能端碗，与家人打电话时言语不清。在某医疗机构初诊，行头颅 CT 检查排除脑出血后，因无静脉溶栓条件，救护车就近送至某医院卒中中心。转运过程中已开启绿色通道，患者到达医院后，卒中中心静脉溶栓小组采血取样，于救护车上行静脉溶栓治疗。该患者在静脉溶栓治疗后转介入室行动脉溶栓治疗。这名患者由于得到了及时的救治，肢体瘫痪和言语不清症状完全消失。

脑卒中是什么？为什么需要紧急治疗呢？

脑卒中是大脑的血管突然破裂或阻塞，血液无法供应大脑而导致的脑组织损伤性疾病。一旦发生，每分钟将有 190 万个脑细胞死亡，如得不到及时有效的处理，往往会导致不同程度的残疾，严重者甚至会死亡。

脑卒中时间是指从卒中患者到达医院起，到开始使用溶栓药物治疗止的时间，是脑卒中急诊救治的重要质量指标。国内及国际指南均建议控制时间在 60 分钟内。

提醒大家，早期发现脑卒中征兆，尽快到有卒中急救条件的医院救治，是挽救脑组织损伤、避免残疾和死亡的唯一办法。

脑卒中的征兆有哪些呢？大家要牢记卒中识别"BEFAST"口诀。中文口诀：难平衡，看不清，脸不正，臂不平，语不灵，赶快拨打120！

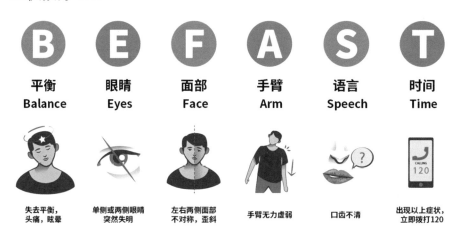

B	E	F	A	S	T
平衡	眼睛	面部	手臂	语言	时间
Balance	Eyes	Face	Arm	Speech	Time
失去平衡，头痛，眩晕	单侧或两侧眼睛突然失明	左右两侧面部不对称，歪斜	手臂无力虚弱	口齿不清	出现以上症状，立即拨打120

特别强调，脑卒中的救治效果有时间依赖性，一旦出现上述症状，绝对不能等等看，要立即拨打120来获得医疗救助，避免耽误急救时间。

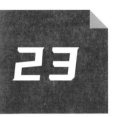

23

关于冠脉支架，你必须知道的事！

冠脉支架是治疗冠心病的有效手段之一。关于冠脉支架，你是不是有很多顾虑和疑问，我们总结了常见的 5 个问题，快来看看吧。

Q：冠脉支架能用多少年？是不是要定期更换？

（专家解读）冠脉支架植入后规律用药，可终身使用，不需要更换。

但不规律用药，会出现再狭窄情况，一旦出现这种情况，需要再植入一个新支架，原支架不取出。

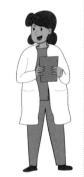

Q：冠脉支架植入术后能做磁共振检查吗？多久能做？

（专家解读）冠脉支架植入术后能做磁共振检查。

过去的冠脉支架以不锈钢材质为主，不建议行磁共振检查。

现在的冠脉支架多采用合金材质，在磁场中是安全的，建议手术 6 个月再行检查，但冠脉支架由于材质会在检查中出现伪影，影响检查质量。

Q: 冠脉支架植入术后能运动吗?

专家解读 能运动,应科学运动。

在医生指导下进行系统、安全、有效的心脏康复治疗。

一般情况下,运动应循序渐进,运动强度因人而异,注意身体发出的危险信号,运动中出现胸痛、背痛、头昏、心慌、大汗、恶心、呕吐等情况,立刻停止运动,如持续不缓解,立即拨打120。

Q: 冠脉支架植入术后能坐飞机吗?

专家解读 可以。

航空公司没有禁止冠脉支架植入术者乘坐飞机。

建议高血压未控制、心绞痛发作未控制的冠心病患者,最好不搭乘飞机。

Q: 冠脉支架植入术后会出现排异反应吗?

专家解读 不会。

冠脉支架植入术后需要抗血小板治疗12个月,这是为了预防支架内血栓形成,需长期用药,这与冠心病本身有关,而不是由于排异反应。冠脉支架植入术后患者需要在医生的指导下调整用药,不可随意停药、换药。

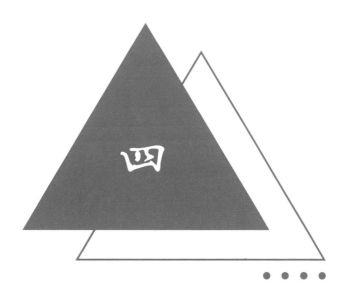

内分泌系统健康知识

24 甲状腺结节究竟是什么？

近年来，甲状腺结节的检出率逐渐上升，达18.6%。作为人体中最大的内分泌腺，甲状腺能帮助调控激素水平，对维系我们身体的健康尤为重要。

一般情况下，正常的甲状腺组织是均匀的，如果出现不均匀甚至鼓起来的情况，需引起警惕，可能是长结节了。

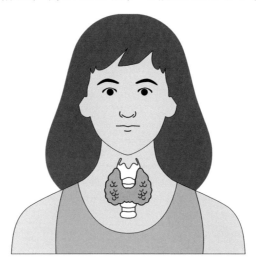

▷ 哪些人容易长甲状腺结节？

（1）有甲状腺疾病家族史的人。

（2）女性。

（3）碘摄入过多或过少的人。

（4）经常接触电离辐射（如医学上放射治疗）的人。

（5）精神压力大的人。

（6）自身免疫力低下的人。

▶ 哪些因素易导致甲状腺问题？

（1）经常生气会影响人的内分泌系统，导致内分泌失调，是甲状腺问题的病因之一。

（2）长期熬夜会影响甲状腺激素的分泌，增加甲状腺疾病的发病率。

（3）吸烟对甲状腺的影响是非常大的，另外长期吸入二手烟也容易导致甲状腺受损，所以一定要赶紧戒烟，并且远离二手烟的环境，这样才能够呵护身体。

▶ 做好这三件事，远离甲状腺结节！

一是健康饮食。碘摄入过多或者过少，都有可能引起甲状腺功能异常，从而导致甲状腺结节。

二是规律生活，加强体育锻炼，控制体重，戒烟戒酒。

三是保持良好的心态，避免情绪波动过大，这是预防甲状腺结节的一个重要方法。

▶ 发现了甲状腺结节，我该怎么办？

一旦发现甲状腺结节，建议找专科医生评估。如果结节合并钙化等特殊情况，可能需要进一步行穿刺活检或手术治疗。

25 糖尿病患者怎么吃水果?

市面上的水果多种多样,糖尿病患者该怎么选择呢?

首先,我们来认识一个名词,血糖生成指数(Glycemic Index,GI)。那什么是GI呢?

GI是反映含碳水化合物的食物对餐后血糖影响程度的指标,常被用于指导糖尿病患者的饮食治疗,避免血糖"上蹿下跳"。

一般认为,低GI食物的血糖生成指数在55以下,中等GI食物在55 ~ 75,高GI食物则在75以上。

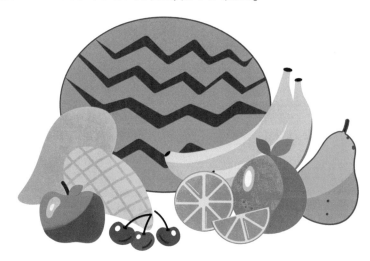

表 2 列举了常见水果及水果制品的 GI，我们一起看一下吧。哪些水果及水果制品的 GI 出乎你的意料呢?

表 2　常见水果及水果制品的 GI

水果	GI	水果	GI
樱桃	22	百香果	16
西梅	29	李子	24
梨	36	柚子	25
桃	28	香蕉（生）	30
香蕉（半熟、黄中带绿）	42	香蕉（过熟，黄中带褐）	48
香蕉（黄、全熟）	51	杏	57
杏（罐头，含淡果汁）	64	杏干	31
苹果	36	苹果干	43
草莓	40	草莓酱	51
枣	42	橘子	43
橙子	42	葡萄干	64
葡萄	43	杧果	55
猕猴桃	52	菠萝	59
木瓜	59	哈密瓜	70
西瓜	72		

大家发现了吗? 根据口感选择水果是不科学的，很多水果口感不甜，但它们含糖量非常高。

糖尿病患者应当选择低 GI 水果，还应尽量选择成熟度低的水果，千万不要榨成汁，所有的果干、果脯、水果罐头等也应该禁食。

血糖控制良好情况下，如空腹血糖在 7.0mmol/L 以下、餐后 2 小时血糖在 10.0mmol/L 以下、糖化血红蛋白在 7.0% 以下，血糖稳定，无明显波动，才适宜吃水果。

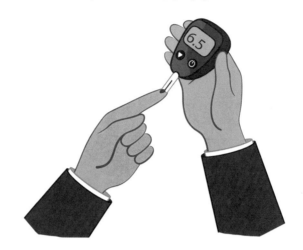

一般在两餐之间吃水果比较好，个要在餐后立即吃水果，建议在上午 9-10 时、下午 3-4 时吃水果。

糖尿病患者需要严格控制吃水果的量，吃了水果后，应当减少主食摄入，每天可食用水果 200g 左右，相应地减少 25g 主食摄入。

水果对血糖的影响具有个体差异。糖尿病患者可以通过测量吃水果 1 小时后的血糖来选择适合自己的水果，如果吃水果前后血糖相差不超过 2mmol/L，说明吃这种水果、这个量是没问题的。

26 远离甜蜜的烦恼，保护你我明天

糖尿病防治是一个长期过程，科学的健康教育能让患者有效管理血糖，最大程度延缓并发症的发生，从而摆脱糖尿病困扰，拥抱健康的明天。

目前，中国是糖尿病第一大国。2021年，20 ~ 79岁糖尿病患者达1.41亿人，患病率上升至11.2%，糖尿病前期患病率为35.2%。糖尿病为终身代谢性疾病，已成为现代疾病中的第二杀手，对人体的危害仅次于癌症。

糖尿病本身不可怕，可怕的是糖尿病的并发症。驾驭好"五驾马车"，病情就可以得到控制。

▶▶ 一起定个小目标吧！

1. 近期目标

控制高血糖和代谢紊乱，消除糖尿病症状，防止出现急性代谢并发症，改善自身的生活质量。

2. 远期目标

通过良好的血糖控制，预防慢性并发症，提高自身生活品质。

▶ **治疗糖尿病的"五驾马车"**

1. 饮食疗法

营养均衡，控制主食摄入，多吃蔬菜，适当吃豆腐、奶制品，少油、少盐、少糖，水果可以适量吃，建议两餐之间食用。

2. 运动疗法

建议餐后运动，每次运动 30 分钟以上，每周运动 5 次以上，运动强度适中。

3. 药物治疗

包括口服降糖药及注射各种胰岛素等。需要医生制订个体化治疗方案。

糖尿病五驾马车

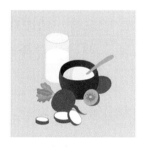

饮食疗法

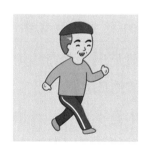

运动疗法

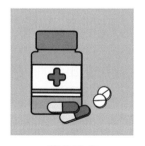

药物治疗

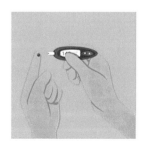

自我监测

糖尿病教育

4.自我监测

自己学会监测血糖并及时记录，建议每 3 个月做 1 次糖化血红蛋白、尿微量白蛋白、眼底、神经传导等常规检查，每年做 1～2 次的全面检查，了解自身情况，及时对症治疗。

5.糖尿病教育

需要患者长期自我管理，了解糖尿病的相关知识，同时家庭和全社会都要给予帮助和关怀。

27 无糖食品真不会升高血糖吗？

越来越多的食品被贴上无糖标签，如0糖奶茶、无糖可乐等。无糖是否真不含糖呢？经常饮用真的健康吗？

糖类是人体必需的一种营养素，在人体内经过代谢，产生能量，保障日常活动。

▶ 为何要限糖？

大家在日常生活中说的糖多指食糖，学名为蔗糖，进入人体以后，转化为葡萄糖，进入血液，使血糖升高。如果过多摄入，会加重糖尿病病情。糖尿病患者应尽量避免糖类的摄入，这并不是说要绝对禁止。有时候糖尿病患者会发生低血糖反应，此时就需要及时补充糖，迅速升高血糖。

▶ 无糖食品并非真无糖！

不少糖尿病患者都存在一个误区，认为无糖食品不含糖，可以随意吃。

无糖食品虽然在生产中没有添加蔗糖，但食品本身含有大量淀粉，淀粉会在体内转化为葡萄糖。糖尿病患者吃多了，血糖同样会升高。

糖尿病患者饮食调理的目的是控制总热量和均衡饮食，而不是吃所谓的无糖食品。

▶▶ **小心隐形糖，减掉添加糖！**

在我们的日常饮食中，含有很多隐形糖，如餐馆的很多菜中，糖是必不可少的调料。红烧排骨、红烧鱼、鱼香肉丝中要加糖25 ~ 30克，红烧肉中要加糖40 ~ 50克。而其他加工肉制品，如人们爱吃的肉脯里也含有不少糖。

添加糖是指食品生产和制备过程中添加的糖及糖浆，主要用在饮料、糖果、面包、点心、饼干、能量棒、果酱、果冻、蜜饯、雪糕、冰激凌、速冲糊粉等食品中。

血糖控制的关键是控制总热量，而不必关注是蔗糖还是淀粉。

总而言之，不必"谈糖色变"，但也不要多吃蔗糖，适量用作调味品是可以的。

28 发福，是祸不是福

人们常说能吃是福，发胖也称为发福。其实不然，世界卫生组织已确认肥胖是一种病，且已成为全球性的公共卫生问题。我国是全世界超重或肥胖人数最多、公民腰围增长速度最快的国家。

调查显示，与肥胖相关的并发症达 16 种之多。发福是祸不是福，如不及时控制体重，肥胖将成为许多疾病之源！

▷ **如何判定我属于肥胖？**

第一看体重指数：体重指数 = 体重除以身高的平方，24 ~ 27.9kg/m^2 为超重，≥ 28kg/m^2 为肥胖。

第二看腰围：成年男性腰围 ≥ 90cm、成年女性腰围 ≥ 85cm，就是腹型肥胖了。

肥胖主要由遗传因素和环境因素造成。环境因素主要包括饮食不当、活动

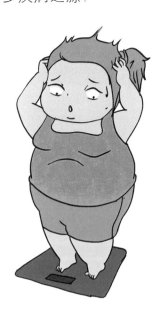

较少，如进食多、喜甜食或油腻食物，体内摄入热量过多，久坐、运动少，能量消耗少，容易肥胖。

▶▶ **如何科学有效地减肥?**

（1）主食种类多样化，粗细搭配，定时定量进餐，细嚼慢咽，足量饮水，限制油、盐、糖的使用。减少在外就餐。

（2）避免久坐，规律作息，坚持运动，做到吃动平衡。

（3）心态平和，增强信心与恒心，缓解压力与抑郁、焦虑情绪。

（4）减重目标不宜定得过高，一年之内比原有体重减少5%～10%会对健康有益。避免因追求"骨感美"而盲目减肥。正确认识肥胖，积极行动，远离肥胖，远离疾病。

29 男性也会泌乳吗？
小心是垂体瘤在作怪！

男性也会泌乳吗？这是什么情况？

泌乳是各种激素作用于已发育的乳腺后出现的一种现象。催乳素是乳腺发育和乳汁分泌的关键激素，而催乳素由垂体分泌。

当垂体长了肿瘤以后，垂体分泌的催乳素过多，不论男女，都可能出现泌乳的现象。

垂体瘤是常见的良性肿瘤，人群中发病率一般为 1/10 万。垂体催乳素腺瘤是激素分泌性垂体瘤中最常见的一种，占 40%～60%，主要以催乳素增加、雌激素减少所致的闭经、泌乳、不育为临床特征。

除此以外，肿瘤长大还可导致头痛、嗜睡、视力模糊、视野缺损等症状。

▶▶ **检查手段有哪些？**

内分泌检查：催乳素测定等。

放射学检查：头颅 CT、垂体 MRI 等。

▶ **治疗方式有哪些?**

（1）药物治疗：溴隐亭等。

（2）放射治疗：γ 刀等。

（3）手术：经颅垂体瘤切除术、经蝶入路垂体瘤切除术。

30 男子乳头肥大难见人，医生妙手恢复男儿身

一直以来，19岁的小刘（化名）有件难言之事闷在心里，不敢对任何人讲，那就是他左侧乳头像女性一样，这件事给他带来了巨大的痛苦。每到夏天，他都不敢像正常男性一样游泳、打篮球。最近，他终于鼓起勇气，来到甲乳外科治疗。

医生仔细询问病史和体格检查后告诉小刘，他左侧乳头肥大的原因可能是乳头软纤维瘤与体内激素水平失调，也可能是脑垂体微腺瘤，还有很小的可能是体内肿瘤异常分泌激素，建议小刘进一步检查。对于乳头肥大，可通过微整形手术纠正。

经过激烈的思想斗争，小刘按照医生的安排完成了相关检查，发现催乳素明显升高，进一步做垂体磁共振检查，提示垂体微腺瘤。经脑外科专家会诊，暂时可不做垂体方面的手术。那长大了的乳头又该怎么办？

小刘找医生探讨关于乳头缩小的微整形手术方案。医生告诉他，右侧的乳头极小，要在左侧肥大的乳头上做一个极小的乳头，还要保障手术后乳头的血液供应，确保不坏死，相当于在绿豆上雕一朵花。医生画了一张图帮助说明，在手术台上通过同步缩放

技术，楔形切除部分乳晕及其下方的腺体组织，通过完美的塑形，可以还小刘一个满意的乳头。

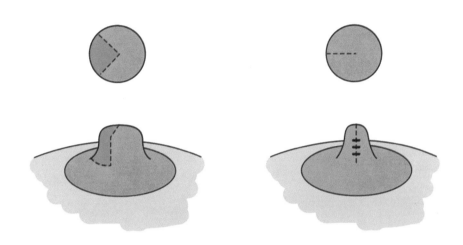

听了医生的介绍，小刘打消了心中的疑虑，勇敢地接受了微整形手术。手术后3天，小刘忐忑不安地揭开层层纱布，看到肥大的乳头没有了，取而代之的是一个和右侧几乎一样的乳头，终于露出了发自内心的微笑。

小刘复查时胸部几乎看不出瘢痕，因乳腺腺体在手术时已完全去除，所以一般不会复发。医生提醒尽管乳头恢复到正常状态，但还是不能大意，今后还需要定期观察。发现身体与其他人不一样时，应找专科医生帮忙，一旦出现不适，应及时就诊。

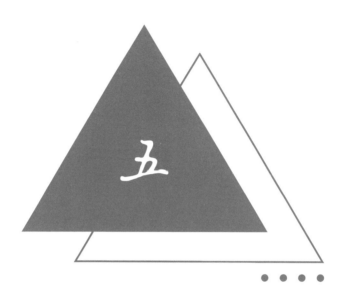

泌尿生殖系统健康知识

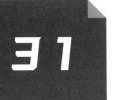

感染 HPV，离宫颈癌还有多远？

不少女性看到体检报告上显示 HPV 阳性，便瑟瑟发抖，满脑子都在想究竟是如何感染的？如何快速转阴？是不是离宫颈癌不远了？

▶ 什么是 HPV?

HPV 是一种病毒——人乳头瘤病毒（human papilloma virus，HPV），该病毒家族非常庞大，有 200 多种。其中，大部分是低危型。也有一些为高危型，如 HPV16 型、HPV18 型、HPV31 型、HPV33 型等。

▶ HPV 的传播途径有哪些?

HPV 主要通过性接触传播。如果口腔或者生殖器与感染者的感染部位接触，就很有可能受到感染。性伴侣多的人，感染风险更高。安全套并不能完全预防 HPV 传染，因为它不能覆盖生殖器的所有部位。安全套只具有 70% 的防护作用，不是 100%。常规的日常用品接触并不会传染，如使用坐便器等。

▶ **感染 HPV 等于患宫颈癌吗？**

事实上，80% 以上的成年女性都感染过 HPV。50% ~ 90% 的 HPV 在感染后几个月至 2 年内，会被身体的免疫系统清除。只有持续感染高危型 HPV，才会导致宫颈癌。

▶ **宫颈癌防治要点**

（1）不要过早进行性生活，不要有多个性伴侣，洁身自好。

（2）早睡早起，热爱运动，健康饮食，保持好心情，不抽烟，爱护我们的免疫系统。

（3）定期做宫颈癌防癌筛查，接种 HPV 疫苗，掌握主动权。

▶ **HPV 疫苗分类**

HPV 疫苗主要分为 3 类。

2 价 HPV 疫苗主要预防 HPV16 型、HPV18 型感染。

4 价 HPV 疫苗除了预防 HPV16 型、HPV18 型外，对 HPV6 型、HPV11 型也可预防。

9 价 HPV 疫苗能覆盖 9 种 HPV（HPV6 型、HPV11 型、HPV16 型、HPV18 型、HPV31 型、HPV33 型、HPV45 型、HPV52 型、HPV58 型）。

▶ **HPV 疫苗接种年龄**

2 价 HPV 疫苗适用于 9 ~ 45 岁的女性。

4 价 HPV 疫苗适用于 9 ~ 45 岁的女性。

9 价 HPV 疫苗适用于 16 ~ 26 岁的女性。

Q:45 岁以上的女性还有没有必要接种 HPV 疫苗？

专家解读 :45 岁以上的女性接种意义不明显。

Q: 接种 HPV 疫苗会不会感染病毒呢？

专家解读 : 疫苗没有病毒的功能，不会造成病毒感染。

Q: 接种 HPV 疫苗后多久可以怀孕？

专家解读 : 建议 3 ~ 6 个月后再怀孕。

Q: 不同效价 HPV 疫苗之间可以转换接种吗？

专家解读 : 建议全程接种同一种疫苗。

Q: 孕妇和哺乳期妇女能接种吗？接种 HPV 疫苗后怀孕怎么办？

专家解读 : 暂时不推荐孕妇和哺乳期妇女接种 HPV 疫苗。接种 HPV 疫苗后发现怀孕了，也不必终止妊娠，停止以后的疫苗接种就可以了。

Q: 男性可以接种 9 价 HPV 疫苗吗？

专家解读 : 暂时不推荐男性接种 HPV 疫苗。

32

关注前列腺，畅想新生活

你是否有过这样的烦恼：尿急、尿频、尿痛、夜尿增多、尿等待、尿不尽、排尿时间过长、尿后滴沥、尿失禁等。这很可能是前列腺增生导致的。

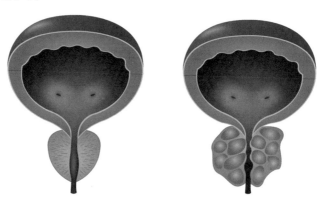

正常前列腺　　　　前列腺增生

▶ 什么是前列腺增生？

前列腺增生的病理学表现为细胞增生，是导致中老男性排尿功能障碍的最常见的良性疾病。

初期表现：尿频、尿急、尿痛、夜尿增多等，随着尿路梗阻的加重，会进一步出现排尿踌躇、尿线变细、尿后滴沥等症状。如不及时治疗，可能出现更加严重的并发症：急性尿潴留、泌尿道感染、膀胱憩室、膀胱结石、肾积水、血尿、肾功能衰竭、痔疮、疝气等。

目前普遍认为前列腺增生与年龄增长有关。男性 40 岁以后前列腺体积增加迅速，50 岁以上的男性中约有 50% 患前列腺增生，80 岁以上的男性中患病率达到 80% ~ 100%。随着年龄增长，前列腺体积逐年增大。

▶ 出现了排尿不适症状，我该怎么做?

如果您有上述的排尿不适症状，可能罹患了前列腺增生，若想进一步确诊，需要寻求专科医生的帮助，到医院做详细的检查，如直肠指检、经腹或经直肠前列腺 B 超、血清前列腺特异性抗原检查、尿常规、膀胱镜检查、尿动力学检查、剩余尿测定。

▶ 前列腺增生的治疗方法有哪些?

1. 警惕性观察

适用于症状较轻、前列腺体积较小的患者，需要进行生活习惯的调整及定期检查，一旦病情进展，要积极处理，以免产生严重后果。

2. 药物治疗

根据患者症状表现，选用 α 受体阻滞剂、5α 还原酶抑制剂、中药治疗，需要在专科医生指导下使用，以改善排尿困难，缩小前列腺体积。

3. 手术治疗

当患者出现反复尿潴留、反复尿路感染、反复肉眼血尿、大量剩余尿等症状，怀疑存在膀胱结石、肾功能减退时，需要考虑手术治疗，如经尿道前列腺电切术、经尿道前列腺激光汽化术、经尿道前列腺摘除术及开放手术等。

33 健康生活，远离泌尿结石

随着人们生活节奏加快、饮食结构变化，泌尿结石的发病率呈逐年上升趋势。发病人群年轻化现象越来越明显，25 ～ 40 岁是高发年龄。特别是白领，坐办公室工作的时间长，缺乏运动，加上工作紧张，常常一天喝不上几次水，有的甚至不喝水。

这些不良生活习惯是泌尿结石形成的重要原因，尤其是在炎热的夏天，人体内水分蒸发得很快，如不及时补充水分，排尿量就会大大减少，从而使一些细小的尿液结晶沉积在体内，引起泌尿结石。

▶▶ 怎样才能预防泌尿结石？

1. 多喝水

多喝水，尿量就会增加，这样可以稀释尿液中的成石物质，如草酸钙、磷酸钙、尿酸等，就不容易形成尿液结晶并沉积在体内，也就可以预防泌尿结石。

2. 合理补钙

合理补钙，尤其通过饮食补钙。

泌尿结石患者往往谈"钙"色变，错误地认为泌尿结石的元凶是钙，其实不然，泌尿结石患者也需要合理补钙。

3. 限制糖类摄入

研究表明，高糖食品的摄入使患泌尿结石的危险增加，因此，要少吃甜食。

4. 少吃草酸盐含量高的食物

含草酸盐高的食物有番茄、菠菜、草莓、甜菜、巧克力等，过量的草酸盐摄入也是导致泌尿结石的主要原因之一。

5. 少吃豆制品

豆制品含草酸盐和磷酸盐较多，草酸盐和磷酸盐能与肾脏中的钙结合，形成结石。

6. 睡前慎喝牛奶

睡前喝牛奶有助于睡眠。但在睡眠后，尿量减少、浓缩，尿中各种有形物质增加。而喝牛奶后 2 ～ 3 小时，正是钙通过肾脏排泄的高峰期。钙短时间内在肾脏中骤然增多，容易形成结石。因此肾结石患者睡前慎喝牛奶。

7. 勿过量服用鱼肝油

鱼肝油富含维生素 D，有促进肠道对钙、磷吸收的作用，骤然增加尿液中钙、磷的含量，易产生沉淀，形成结石。

▶ 泌尿结石患者应该怎么吃？

1. 慢食

首先吃饭速度不宜过快，提倡一顿饭吃半小时以上。

2. 早食

即三餐皆需早。早餐早食开启新的一天，晚餐早食有利于消化，预防泌尿结石。

3. 杂食

杂食是获得各种营养素的保证。可先从每天吃 10 种、15 种食物做起。

4. 素食

不是指一点荤腥都不吃，而是以素食为主。

5. 淡食

少盐、少油、少糖等，是预防泌尿结石的方法之一。

6. 鲜食

食物以新鲜为佳，有利于营养素吸收。最好现吃现做，不吃剩饭。

7. 洁食

包括洗干净蔬菜、高温消毒碗筷等。

8. 冷食

吃温度过高的食物，对食管健康有害。不仅如此，冷食还可增强消化道功能。

9. 定食

定时定量进食，久之形成动力定型。

10. 小食

以日进五餐或六餐为宜，三顿正餐外的称为"小食"，以上午 10 时、下午 4 时及 8 时左右进食为佳，它与平时所说的零食有区别，可吃一些水果、坚果、麦片等。

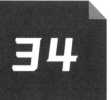

持续性肾脏替代治疗成功救治药物中毒患者

某医院重症医学科应用持续性肾脏替代治疗（continuous renal replacement therapy，CRRT）成功救治一例药物中毒患者。

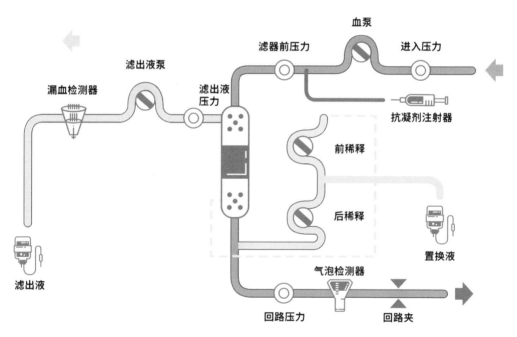

持续性肾脏替代治疗（CRRT）示意图

▶ 什么是 CRRT？

CRRT 是目前重症医学科救治危重患者的有效手段之一，是一项体外血液净化的治疗技术，是一种连续、缓慢清除水分和溶质的治疗方式，每天持续治疗 24 小时或接近 24 小时，具有血流动力学稳定、有效清除血液中大分子、改善炎症状态、精确控制容量负荷及调节免疫功能等优点。

▶ CRRT 治疗指征有哪些？

治疗指征主要包括：急慢性肾衰竭、严重的电解质紊乱、酸碱平衡失调、急性中毒、心力衰竭、难以控制的全身水肿、全身炎症反应综合征、横纹肌溶解综合征、难以纠正的高热及低体温等。

根据患者病情不同，CRRT 可联合其他治疗，针对性使用，如联合血液灌流，用于中毒患者的救治。临床上有很多药物或毒物中毒的危重患者，对于他们，洗胃、输液、利尿等常规内科手段难以奏效。而一些没有特异性解毒药物的中毒，治疗上更是棘手。

药物或毒物中毒越早救治，疗效越好。一般 4～6 小时内可通过洗胃排除大部分未吸收的药物或毒物，超过上述时间就需要通过血液净化等手段排出毒物，可以采用 CRRT 联合血液灌流。

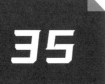

35 血液透析患者的生命线
——动静脉内瘘

血液透析至今仍是尿毒症患者最主要的治疗方法，而动静脉内瘘是血液透析患者最常使用的血管通路，更是血液透析患者的生命线。

某日下午5时，某医院血液净化中心，护士们正在为血液透析患者下机。突然一个患者慌慌张张地喊着："医生，医生，我的内瘘没有震动了！"

护士长立即指导患者："快躺床上，测血压。"医生一边触诊内瘘，一边问道："什么时候发现闭瘘的？"患者答道："不到1小时，我白天拉了好几次肚子，下午无力，睡了一觉醒来就发现内瘘没震动了"。

医生快速弹、拍、按摩内瘘约2分钟。医生道："内瘘触诊有微弱的震颤，听诊有微弱的隆隆样杂音。"其他医生快速推来彩超机，超声提示内瘘远心端血栓形成。

医生道："患者多次腹泻，血压下降，动静脉内瘘闭塞，但因发现及时，目前尚处于溶栓的窗口期，溶栓后很有希望重新开通血管。"

谈话、签字、术前检查、心电监护、配置尿激酶溶栓液、彩超引导下内瘘穿刺，一连串熟练的操作后，经过间断按摩内瘘和药物溶栓，内瘘连续震颤的时间一次比一次长。

晚上 8 时，患者内瘘恢复了，出现连续性血管震颤及隆隆样杂音，彩超提示内瘘恢复通畅。溶栓成功了！患者的内瘘保住了！

对于动静脉内瘘血栓患者，最短时间溶栓、重新开通血管是最好的选择。

专家介绍，我国目前约有 1.3 亿人患有慢性肾脏病。随着高血压及糖尿病发病率的升高、人口老龄化的加重、人均预期寿命的延长，我国终末期肾病患者总数在不断增加。这些患者中的大部分都需要靠血液透析来维持生命。

据统计，截至 2020 年我国的血液透析患者达 71 万人，动静脉内瘘就是他们的生命线。而 80% ~ 85% 的动静脉内瘘失去功能是血栓导致的。

文献报道动静脉内瘘血栓形成 30 ~ 150 分钟是最佳的溶栓窗口期。如果不能溶栓、重新开通血管，则需要采取动静脉内瘘重建术或经皮血管腔内成形术等治疗方式。从经济费用、医疗风险、时间成本等方面来说，相对于动静脉内瘘重建术和经皮血管腔内成形术，短时间溶栓、重新开通血管无疑是最好的选择。

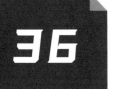

36 血液透析患者的日常生活"六要"法则

健康生活方式对每个人都很重要，对血液透析患者更是如此。血液透析患者的日常生活"六要"法则，为你总结出来啦！快学起来！

1. 心情要舒畅

身体有病是回避不了的事实，只有积极面对，才能树立战胜疾病的信心。坚强起来才会有好心情，才会积极地调动机体，提高抗病能力。

2. 治疗要服从

只有正视疾病，不回避问题，才能自觉服从治疗，遵守治疗计划，按时检查，按时服药，掌握病情变化，遏制疾病向不利方向发展，降低并发症。

3. 饮食要节制

饮食节制就是不暴饮暴食，按照医生、护士的指导来约束自己，自我管理好的患者病情就稳定。

4. 生活要规律

规律生活，适当运动，就会提高机体抵抗力，从而适应透析治疗，正常生活。常言道，生命在于运动，只有运动起来，才能增强体质，才有顽强的生命力。

5. 劳逸要结合

有的患者体力恢复得好，经常工作或运动，但要注意不能让自己有疲劳的感觉。

6. 家庭要温馨

家庭温馨和睦需要家庭成员互敬互爱、互相倾诉、互相体谅、互相支持。

家庭温馨使患者得到精神上的安慰和生活上的支持帮助，同样患者也是家人的精神支柱，透析并不是你们全部的生活，只是生活的一部分。

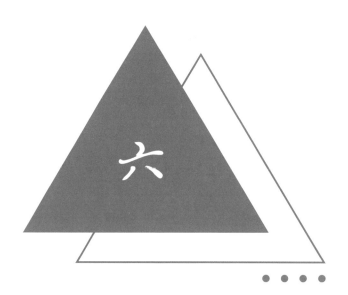

六

女性健康知识

腔镜乳腺手术，重塑美丽与自信

乳房是女性最重要的且与第二性征相关的器官，集哺乳、性功能及美学于一体。传统乳腺手术易在乳房表面留下瘢痕，会给年轻女性造成一定的生理和心理伤害。患者希望在有效治疗疾病的同时，能够保留乳房外观并使切口隐蔽美观。

既可以治疗疾病，又可以留住美丽，其实你还有个选择——腔镜乳腺手术。

▶ 什么是腔镜乳腺手术？

腔镜乳腺手术一般于腋下 3 ~ 5cm 处做微小、隐蔽切口，利用常规腔镜手术器械完成乳腺皮下腺体切除及乳腺区段切除，使乳腺病灶得以切除。

腔镜乳腺手术具有创伤小、并发症少的优点，并可根据患者需求同期完成乳腺假体植入术。术中腔镜的放大作用使解剖结构更为清晰，有利于保护神经、血管、淋巴管，减少出血，实现微创、美容的治疗效果，令患者满意。

▶ **腔镜乳腺手术适用于哪些情况?**

（1）患乳腺良性肿瘤，尤其是巨大纤维瘤、分叶状肿瘤等良性肿瘤，须行乳腺病灶或区段切除者。

（2）男性乳腺增生症者。

（3）患早期乳腺癌须行全乳腺腺体切除者。

（4）患乳腺炎性疾病、假体植入等须清除多处坏死组织者。

▶ **哪些情况不适合行腔镜乳腺手术?**

（1）有严重的心、肝、肺、肾等重要脏器功能不全，全身情况差而不能耐受全身麻醉者。

（2）难以纠正的严重凝血功能障碍者。

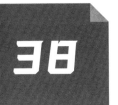

妇科微创手术时代的"魔镜"之宫腔镜

女性出现异常子宫出血、子宫内膜增厚、子宫畸形等常见妇科问题时，妇科医生常常建议行门诊宫腔镜检查，可精准定位病变，检查时间短，一般做完即可回家。

▶ 何为宫腔镜？

宫腔镜是妇科微创手术时代的"魔镜"之一，它是一种先进的光学仪器。宫腔镜诊疗具有无切口、诊断精准、创伤小及并发症少等优点，能精准发现宫颈管及宫腔内的异常病变，并在直视下取出病变组织和定位刮宫，一定程度上降低了普通诊刮对子宫内膜的损伤，提升了宫腔内疾病诊断的准确性。另外，5mm 微细宫腔镜在不破坏处女膜的基础上还可以用于幼女或未婚女性的检查。

宫腔镜是一种光学仪器
用来做子宫腔的观察、诊断及治疗

> **优点：**
> 直观、准确、不痛、不伤子宫

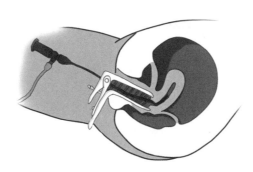

适用于

功能失调性
子宫出血

黏膜下肌瘤
子宫内膜息肉

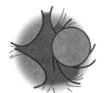

各种原因
导致的宫腔粘连

宫内节育环异常

不孕原因的诊断

子宫畸形的
诊断及矫正

流产后胚胎组织
残留的治疗

▶▶ 宫腔镜能用于检查还是治疗？

　　宫腔镜，不仅是探察子宫腔内的放大镜，更是妇科医生的第三只眼。它是针对女性的一项既能检查又能治疗的妇科微创诊疗技术。

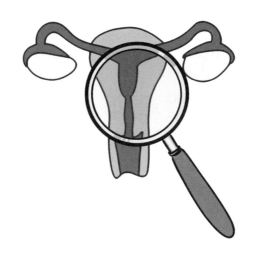

▶ **哪些情况需要做宫腔镜检查?**

女性出现异常子宫出血、不孕不育、月经过少等情况,都需要做宫腔镜检查。宫腔镜检查是上述疾病诊断的金标准。

▶ **做宫腔镜检查需要注意哪些事项?**

1. 检查前准备事项

(1)检查时间以月经干净后 3 ~ 7 天内为宜。

(2)检查前需要完善相关的检查,如血常规、传染病检查、白带常规、心电图、尿妊娠试验等。

(3)无痛宫腔镜检查要求检查前禁食 6 ~ 8 小时,禁水 2 ~ 4 小时。

(4)检查当日必须有一名家属陪同。

2. 检查后注意事项

(1)检查后无须卧床休息,但不宜劳累。

(2)检查后禁房事、盆浴 2 周。

(3)检查后遵医嘱使用抗生素预防感染。

39 迷路的受精卵——宫外孕

怀孕是美好的事，但受孕是一个复杂的过程，每个环节都需要严密配合，任何差错都会导致一定后果，如宫外孕。

▶ 什么是宫外孕?

宫外孕其实是受精卵没有在该着床的位置着床，而在宫角、宫颈、输卵管、腹腔等处着床，以发生在输卵管的最常见。

▶ 宫外孕常见症状有哪些?

1. 短暂停经

怀孕后正常情况下会停经，宫外孕也会引起停经，但是两者有差别。宫外孕引起的停经非常短暂，还伴有腹部绞痛、胀痛等不适感。因此怀孕后应及时到医院进行检查，排除宫外孕。

2. 呕吐

宫外孕也会引起呕吐，一方面可能与患者的人绒毛膜促性腺激素（human chorionic gonadotropin，HCG）水平偏高有关；另一方面可能与患者输卵管妊娠破裂，腹腔大量出血，血液刺激膈肌有关。这并不是普通呕吐，一定要引起重视，及时进行检查。

3. 阴道出血

宫外孕时往往会有阴道出血，初期可能只是点滴出血，颜色较深，如果未及时进行治疗，可能导致输卵管破裂，引发腹腔大出血，患者休克，严重时直接导致死亡。因此如果发现阴道出血，不管出血量多少，一定及时进行检查。

4. 明显腹痛

宫外孕可能引起腹腔出血，血液刺激腹膜，患者会出现明显的腹痛。随着时间推移，疼痛感越来越强烈，甚至最后引起全身疼痛。

特别提醒，孕妇急性腹痛当心宫外孕！

▶▶ 腹腔镜治疗宫外孕的优势有哪些?

（1）腹腔镜治疗宫外孕更易保留输卵管。因其损伤小，可避免盆腔粘连、输卵管阻塞，大大提高输卵管保留率。

（2）手术效果好。腹腔镜治疗时借助摄像系统，对局部组织器官放大3倍左右，手术视野更清晰。

（3）并发症少，疼痛轻。腹腔镜治疗中切开、结扎、止血主要依赖高频电刀，术中出血少，术后并发症少，疼痛轻，一般不需要止痛剂。

（4）术后恢复快。术后第一天可进食，第二天可活动，7~15天后可恢复工作。

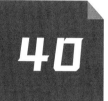

40

三孩时代，什么时候备孕最佳？
选择哪种分娩方式？

很多二孩妈妈备孕三孩时会有诸多疑问，如什么时候备孕最佳？前两个宝宝是剖宫产的话，能否生三孩？下面跟大家分享一下注意事项。

▶ **什么时候备孕下一胎最佳？**

一般来说，只要身体恢复好了就可以再怀孕。如果母乳喂养，建议在宝宝 1 岁以内不要怀孕。因为母乳喂养对母亲的消耗比较大，精力、体力不充足，所以备孕下一胎的最佳时间是 1～2 年后。

▶ **怀三孩的准妈妈们孕期要注意什么？**

准妈妈们在孕期要均衡饮食，少食多餐，少吃碳水化合物，多吃蔬菜、高蛋白食物。

适当运动，如散步、做瑜伽、跳有氧操等。

做好体重管理，孕前体重正常者，孕期体重增加建议不超过12kg，胎儿体重控制在 3kg 左右比较理想。

怀三孩的准妈妈大部分高龄，高龄孕妇的妊娠合并症及并发症的发生率会增加，因此，备孕时一定要进行产前检查。怀孕后，定期产检，密切监测胎儿发育情况。

▶▶ **要生三孩，选择哪种分娩方式？**

若该产妇前两胎都是顺产，建议第三胎选择顺产。

若该产妇前两胎都是剖宫产，建议第三胎选择剖宫产。这种情况下顺产的话，子宫破裂的概率很大，而子宫破裂是一个灾难性的事件，会危及母婴生命。

若该产妇第一胎剖宫产、第二胎顺产，那么第三胎可以选择顺产。

还有一种情况，距离上一次生产已经有二十多年了，医生会把这种产妇归于初产妇，分娩方式选择上根据胎儿的大小、产妇骨盆的情况和产妇的意愿综合考虑。

因为分娩是一个不断变化的、动态的过程，所以医生会充分地跟产妇进行沟通，选择最合适的方案。

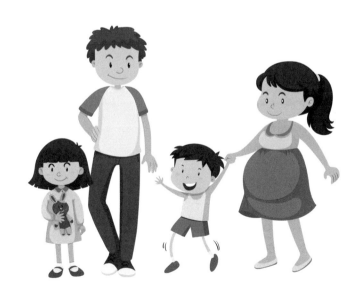

41 小溢液，大问题

一些女性朋友会有这样的经历：解开胸罩，发现上面有淡淡的水渍；挤压乳头，流出水样、乳汁样液体，甚至咖啡样、暗褐色或鲜红色血性液体。这种现象在医学上称为乳头溢液，是乳腺疾病的一种表现，常见于 45 ~ 60 岁的女性。

乳头溢液常见于全身性疾病或乳腺局部疾病患者。患全身性疾病，如垂体瘤时，往往会出现催乳素升高。患乳腺局部疾病时，则因病因不同，溢液表现有所不同。

▶▶ **根据溢液颜色，判断疾病**

若溢液为无色的浆液或血性液体，一般为乳腺导管内乳头状瘤导致的，可以在乳晕下方触摸到绿豆或黄豆大小的包块，挤压包块会发现溢液增多。

若溢液为清亮或略带浑浊的浆液，一般为囊性乳腺增生导致的。

若溢液为乳汁样液体或绿色脓性黏稠液体，往往是乳腺导管炎性疾病导致的。

若溢液为咖啡样、暗褐色或鲜血色血性液体，很可能是乳腺癌引起的。

▶▶ 发现了溢液，我该怎么办?

研究表明，乳头溢液有 10% ～ 15% 由乳腺癌引起。女性朋友，尤其是 45 岁以上的女性朋友，请注意：乳头溢液，尤其是血性溢液，是乳腺出现问题的一种警示。鉴于乳腺恶性肿瘤已经成为女性健康的最大危害，早发现、早治疗仍是最有效的预防方法。一旦出现乳头溢液，赶紧去医院乳腺专科做进一步检查。

小溢液，可能提示大问题。做好自查，做一个健康快乐的女人。

42 女性如何接待"大姨妈"

　　女性的月经，就是我们常说的"大姨妈"。正常情况下，月经每个月按时到来，月经周期在 21 ~ 35 天都是正常的，经期持续 2 ~ 8 天也是正常的。至于经期规不规律，主要看自身，不必刻意追求精确的天数。部分女性的经血干净以后，过 1 ~ 2 天又来了一点点，这叫作经血回头，这不是病，是一种正常现象。但如果你的"大姨妈"每次都打个照面，量少得可怜，这叫作月经过少；也有的经期持续时间过长，长达 10 ~ 20 天，甚至有的如洪水泛滥，滔滔不绝，这些叫作崩漏，都是不正常的。如果出现以上情况，有可能是卵巢功能出现了异常，或者是内分泌失调导致子宫内膜异常，需要尽快去医院就诊。

　　女性在日常生活中应该养成哪些好习惯来接待"大姨妈"呢？饮食上要避免冰冷、辛辣的食物，少接触冷水，避免受寒，不能过度劳累。即便如此，有的女性还是会出现月经不调。

▶▶ 月经不调，该怎么调？

　　中医认为，月经不调多与阳虚寒凝、气滞血瘀、肝肾不足有关，需要对症进行调理。对于阳虚寒凝所致的痛经血块，可以试试生姜红糖水，主要起到暖宫散寒的作用，也可以热敷或艾灸腹部。对于肝肾不足所致的月经量少，服用阿胶可以起到补肝肾、养精血的作用，红枣枸杞乌鸡汤是不错的选择。但即使是养生药膳，也需要在专业的医生指导下食用，这才能起到事半功倍的效果。

月经不规律，不用太焦虑。治疗加调养，健康又美丽。

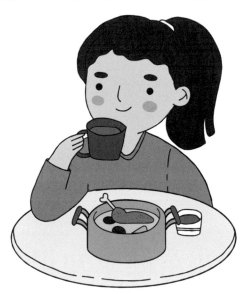

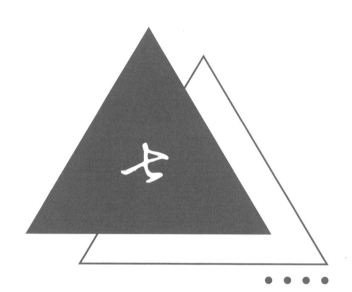

儿童健康知识

43 预防近视，从娃娃抓起！

　　每年 6 月 6 日是全国爱眼日，眼睛是人类最重要的感觉器官之一，不当的用眼习惯会导致眼部疾病，可能危害身体健康。在孩子们中近视非常普遍，那怎么才能保护眼睛呢？首先，我们来了解一下眼睛是如何工作的。

　　太阳光照射到花花草草后，反射的光线会进入眼睛，视觉感受器接收后，经过信号转导，再传达到大脑进行感受和分析，我们便能看见外面的花花草草了。这就是眼睛的工作原理。

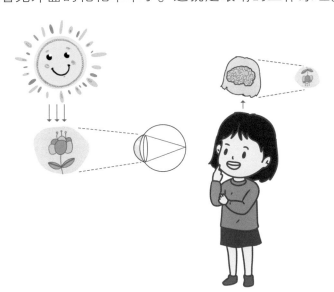

▶▶ **小宝宝为什么是远视眼呢?**

　　这是因为小宝宝的眼球小、眼轴短,所以,他们都是远视眼。随着年龄增长,小宝宝的远视度数会慢慢变小,逐渐成为正视眼。因此,儿童期适度的远视状态有助于预防近视。儿童各年龄段理想远视储备值见表3。

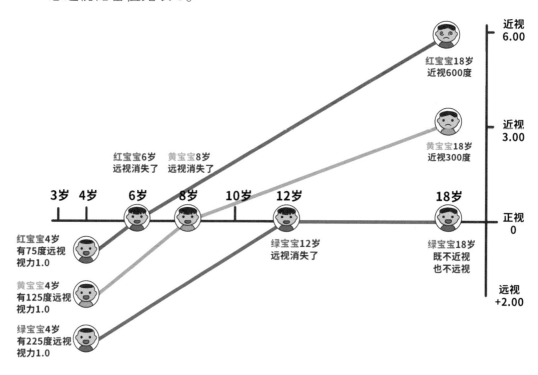

表3　儿童各年龄段理想远视储备值

年龄 / 岁	远视度数
3 ~ 5	＜ 200 度（+2.00D）
6	150 度（+1.50D）
7	125 度（+1.25D）
8	100 度（+1.00D）
9	75 度（+0.75D）
10	50 度（+0.50D）

由此可见，预防近视，要从娃娃抓起，必须根据孩子的成长特点，在不同阶段抓住相应护眼机会。

儿童满 3 岁应做第一次视力检查，之后每年固定 1 ～ 2 次视力检查，以便及早发现问题，把握矫正的黄金时期。

▷▷ **如何保护视力呢?**

0 ～ 6 岁的儿童，眼球长得快，应注意不玩电子产品，减少用眼。

已经近视的儿童要及时就医，谨遵医嘱，采取有效的矫治方案加以控制。另外，要改变不良生活方式及用眼习惯，避免近视的进一步发展。

体育运动很重要，户外活动可有效护眼。

44 颜面管理要趁早！

越来越多的家长在关注孩子健康问题的同时，对孩子的容貌也有了具体要求。

有家长发现孩子越长越丑，这主要是因为口腔不良习惯、肌肉功能障碍、口呼吸、睡觉打鼾等导致牙齿排列不齐、颌面部发育异常。儿童颜面管理要趁早，有助于提高儿童生活质量和幸福感。

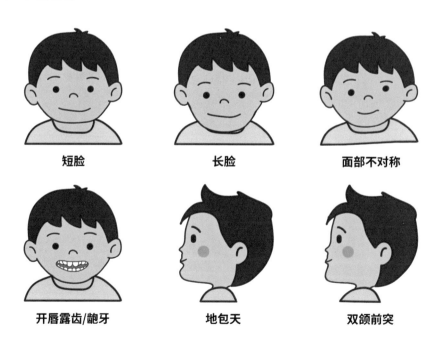

短脸　　　　　　　　长脸　　　　　　　　面部不对称

开唇露齿/龅牙　　　　地包天　　　　　　　双颌前突

▶ **什么是颜面管理？**

颜面管理＝牙齿早期矫正＋肌肉管理＋骨骼管理。

它是针对孩子牙齿、肌肉、骨骼三位一体的干预，利用孩子生长发育潜能，通过预防、治疗、咬合诱导等手段，纠正口腔不良习惯和清除牙齿发育障碍，帮助孩子学会正确吞咽和呼吸，避免错颌畸形的发生、发展，从而使孩子的颜面和牙齿咬合功能达到美观和协调。

▶ **各期矫正牙齿要点**

1. 乳牙期

3～5岁是孩子的乳牙期，在这一时期，最容易形成乳牙反𬌗，即"地包天"。如果能及时控制已发生的畸形，引导上颌良性发育，可以预防恒牙反𬌗。

2. 替牙期

女孩8～10岁、男孩9～12岁一般属于替牙期。如果是口腔不良习惯、舌干扰等因素引起的功能性或骨性错颌畸形，通过促进或抑制颌骨的生长，可以改善孩子的容貌和口腔功能。

3. 恒牙早期（矫正最佳时期）

女孩11～14岁、男孩13～15岁一般属于恒牙早期。这一阶段孩子的牙床处于旺盛的生长状态，改建能力很强，牙齿矫正可以很大程度地利用孩子颌面部的生长发育潜力，使牙齿移动及牙槽改建达到最佳水平，而且一些较轻微的颌骨发育问题也能被改善。

▶ **什么是口呼吸？**

正常情况下人是通过鼻子呼吸的。然而，当出现腺样体肥大、慢性鼻炎等疾病时，正常的鼻腔通道部分或完全被阻塞，只能被迫用嘴进行呼吸，久之会引起颌面部发育畸形。

口呼吸会造成儿童进食慢，口腔龋齿增多，影响儿童颌面部发育，长期口呼吸会出现长面型、腭盖高拱、下颌后缩、鼻根下陷等腺样体面容。

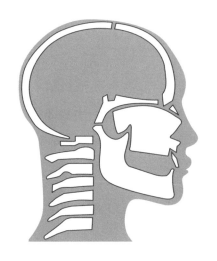 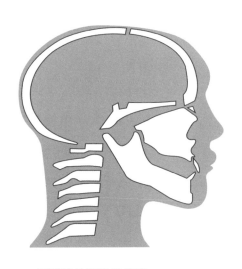

鼻呼吸的侧脸及骨骼　　**口呼吸的侧脸及骨骼**

纠正口呼吸最简便的方法是嚼口香糖，同时建议在口腔科医生的指导下进行唇肌训练。这不仅能激活淋巴组织的免疫力，还能提高唇部表情肌的弹性。

▶ **孩子打呼噜，不是小问题**

孩子打呼噜，最常见的原因是腺样体肥大。腺样体肥大时，鼻咽呼吸道部分被阻塞，长期处于狭窄状态，张口呼吸才感到顺畅。长期如此，会影响孩子的生长发育、记忆力。

▶▶ 孩子有这三种症状，及时到医院就诊

1. 频繁打呼噜

孩子睡觉频繁打呼噜，每周超过 3 次。

2. 睡眠呼吸暂停

孩子睡觉时打着打着呼噜，突然没了呼吸，超过 10 秒之后又恢复呼吸。

3. 反复憋醒 / 张口呼吸

孩子睡着睡着被憋醒，醒来之后容易烦躁哭闹。有的孩子，会长期张口呼吸。

做好颜面管理能让孩子牙齿更整齐健康、颌骨发育更协调、面型更美观，从而提升其自信心，展现完美的笑容。

45 增高黄金季，
不得不说的秘密

春三月，此谓发陈。天地俱生，万物以荣。

——《黄帝内经》

春天大地回暖、一派生机，是万物生长的季节。人体的生长发育也不例外，经过冬季能量的储备，在春季孩子的身高迎来了增长的黄金时期。

研究表明，3—5 月是孩子生长发育的高峰期，这 3 个月中身高增长量是 9—11 月身高增长量的 2 ~ 2.5 倍。

▶ 如何才能抓住春天，不让孩子的增高季溜走呢?

1. 充足的睡眠

生长激素的分泌高峰时段是 21:00—1:00、5:00—7:00。在夜间深睡眠状态下生长激素分泌量是白天的 5 倍，睡眠时肌肉完全放松，有利于关节和骨骼伸展。

春天正是睡眠质量最好的时候，要让孩子早睡、睡足。学龄期孩子要每天睡够 9 小时，最好在 21:00—21:30 就上床睡觉。

2. 和阳光约会

阳光中的紫外线能刺激骨髓，使红细胞增多，使皮下组织中脱氢胆固醇转化为维生素 D，维生素 D 能促进钙吸收，有利于骨骼生长发育。生长发育期的孩子应多晒太阳，上午 10 时、下午 4 时左右较合适。晒太阳的时间逐渐由少到多，可由 10 分钟逐渐延长到 30 分钟。对于皮肤比较娇嫩的婴幼儿，不建议在太阳下直晒和暴晒。

3. 给力的运动

孩子经常运动可以刺激生长激素分泌、促进骨骼生长，弹跳运动和伸展运动的效果最好，如跳绳、游泳、做体操、打篮球、打羽毛球等。生长发育期的孩子最好上午、下午各运动 1 次。

孩子在春季阳光下跑跳，对骨骼产生良性的刺激，可加快骨骼的生长。

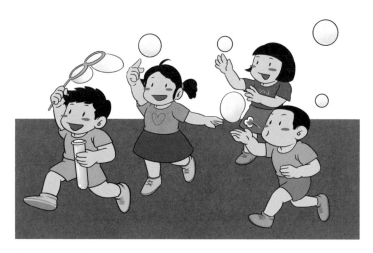

4. 合理的膳食

在春季孩子身体发育快，对各种营养素的需求相对增加。但并不是吃得越多越好、越精越好，要做到全面、适量、均衡，保证热量、蛋白质、维生素、钙和各种微量元素的均衡摄入。新鲜的蔬菜瓜果必不可少。避免孩子挑食、暴食和不规律饮食，少吃油炸食品和快餐，少喝碳酸类饮料。

5. 推拿的助力

开春至初夏，自然界少阳之气生发，顺应阳气升举之势以养阳。配合小儿推拿特色手法，可以达到健脾强肾、益脑增智、扶正固本之功效，可调脾胃、增身高、益智力、提正气（抵抗力），有助于睡眠，改善小儿脾胃虚弱、生长缓慢、过敏等。小儿推拿可改善儿童体质，降低常见病的发病率，有效促进儿童的生长发育。

▶▶ 小儿推拿适用于哪些儿童?

具备以下特征的婴幼儿以及 12 岁以下儿童。

（1）生长发育缓慢，身高、体重、运动能力低于同龄人。

（2）脾胃功能弱、身体瘦弱，容易积食、厌食，易腹泻、常便秘。

（3）免疫力低下，反复感冒，有过敏性鼻炎，经常扁桃体发炎、腺样体肥大。

（4）晚上睡眠质量欠佳，容易惊醒，辗转反侧，难以入睡。

46 儿童口腔健康小知识，家长必看！

▶ **清洁口腔应从婴儿开始**

即使婴儿一颗牙齿都没有，家长也应每天用软纱布擦洗其口腔。婴儿半岁左右牙齿萌出后，家长可以继续擦洗其口腔和牙齿表面。婴儿多颗牙齿萌出后，家长可用指套刷或软毛刷为其每天刷牙 2 次，并清洁所有的牙面，特别是接近牙龈缘的部位，建议使用牙线帮助其清洁牙齿缝隙。

▶ **养成刷牙习惯**

儿童应在 2 岁左右开始学习刷牙。适合儿童的刷牙方法是圆弧刷牙法，具体操作方法是将刷毛放在牙面上，轻压，使刷毛弯曲，在牙面上画圈，每个部位反复画圈 5 次以上，在前牙内侧要将牙刷竖放，牙齿的各个面均应刷到。选择大小适宜的儿童牙刷，每 2 ~ 3 个月更

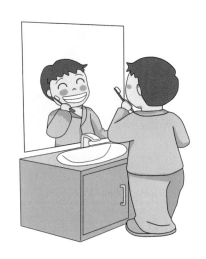

换一次，当出现牙刷毛外翻或倒毛时，应及时更换牙刷，做到一人一刷一口杯。

每天早晚刷牙，每次刷牙时间不少于 2 分钟，晚上睡前刷牙更重要。学龄前儿童很难完成精细复杂的刷牙动作，需要家长帮助。

▶▶ 合理饮食，保护牙齿

经常摄入过多的含糖食品或饮用过多的碳酸饮料，会引发龋病或牙齿敏感。儿童应少吃甜食，少喝碳酸饮料，进食后用清水漱口，晚上睡前刷牙后不再进食。

▶▶ 每天使用含氟牙膏，定期涂氟

使用含氟牙膏刷牙是安全、有效的防龋病措施。在非高氟饮水地区，3 岁以下儿童每次用量为米粒大小，3 ~ 6 岁儿童每次用量为豌豆粒大小，并应在家长或老师的指导下使用。

儿童可以每 6 个月到医院接受一次牙齿涂氟，给牙齿涂上一层保护膜，其中的氟化物缓慢释放出来，可预防龋病。

▶▶ 积极防范牙外伤

儿童参加体育活动时，应穿防滑的运动鞋，防止因跌倒摔跤造成牙外伤。乘坐交通工具时应系好安全带。一旦牙齿受伤，应尽快去医院就诊。

▶▶ 尽早戒除口腔不良习惯，预防牙颌畸形

吮指、吐舌、咬唇、咬铅笔、口呼吸、夜晚磨牙和偏侧咀嚼等儿童常见口腔不良习惯，会造成牙齿排列不齐，甚至颌骨畸形，

应尽早戒除。

对于有口呼吸习惯的儿童，应检查其上呼吸道是否通畅，及时治疗呼吸道疾病，纠正口呼吸。

乳牙期或替换期发现牙颌畸形，应及时就医，经口腔科医生检查、判断是否需要进行早期矫治。

▶ **定期口腔检查，及时治疗口腔疾病**

龋病是儿童常见口腔疾病，可以引起儿童牙痛，牙龈、面部肿胀，甚至高热等。龋病长期得不到治疗可造成儿童偏侧咀嚼，双侧面部发育不对称，还可影响恒牙的正常发育和萌出。

儿童是口腔疾病的高发人群，而且病情发展迅速，为及时了解儿童口腔健康状况，早期发现口腔问题，早期治疗，儿童每 6 个月应进行一次口腔健康检查。

47 儿童频繁眨眼是怎么回事？

临床上经常有小朋友被家长带到医院来咨询："他最近总眨眼，是不是有什么问题呀？"

▶▶ 来看一看儿童频繁眨眼是怎么回事

研究显示，儿童频繁眨眼一般有几个方面的原因：屈光不正、结膜炎（包括感染性和过敏性）、倒睫、干眼和眼疲劳、心理因素。

1. 屈光不正

一些儿童学习时经常近距离用眼、日常频繁使用电子产品，导致眼部屈光状态受到影响，出现视力减退。当课堂上看不清黑板时，儿童会尝试挤眼睛以提高视力，久而久之发展成眨眼。

2. 结膜炎

也是常见的原因，尤其是过敏性结膜炎。儿童免疫系统发育不成熟，易发生各种过敏。当眼部过敏时，儿童会习惯性揉眼，也会不自觉眨眼，以缓解自己的不适。

3. 倒睫

是儿童常见的眼部疾病。睫毛倒向眼球，摩擦角膜，造成眼部不适，也会造成儿童眨眼。

4. 干眼和眼疲劳

在长时间注视电子屏幕后发生，可能是电子屏幕的光线对角膜造成了一些浅层伤害。

5. 心理因素

除此之外，还有不少儿童经过反复检查，仍然不能发现眨眼的原因。相关研究显示，有些儿童希望通过眨眼引起家长和老师的关注，让他们认为自己有眼病，以避免自己被冷落，如此他们就能得到关心。儿童由于表达能力有限，描述自己的不适时常会用痛或者眨眼等方式，因此，心理因素也是不能被忽视的。

综上所述，当孩子出现频繁眨眼后，请家长带其到医院及时检查，了解是否存在器质性的疾病，并及时治疗。同时加强对儿童的心理关爱，让他们度过愉快的童年。

48 孩子积食了怎么办?

孩子对于爱吃的食物没有节制,且消化功能没有成年人这么强健。一旦积食,除了容易出现腹胀、屁多、屁臭、腹痛、食欲差或食欲亢进等表现外,睡觉时翻来覆去、磨牙、说梦话、手足心热、口臭等也是积食的表现,甚至可能诱发支气管炎、哮喘等疾病。若积食久了,还会有精神萎靡、个头矮小、发育滞后等明显不良表现。

▶ 孩子积食了,家长能做什么?

1. 减少食物摄入

严重积食时需要停吃几天肉、蛋等高蛋白质、高脂肪的食物,不吃所有零食。

2. 饮食以清淡、易消化为主

严重积食时可以吃几天流质或半流质食物,以减轻消化系统负担。

3. 提高消化能力

增加维生素 B_1、维生素 B_2、钾、碘等营养素和膳食纤维的摄入,促进肠胃蠕动,提高消化能力。各种粗杂粮(如小米、红豆、绿豆、糙米、紫米、薏米、芡实等），打成米糊或熬成烂粥，吃深色蔬菜（如西蓝花、豌豆苗、菠菜、胡萝卜等）、海带、紫菜、菌菇等。

4. 多饮水

加快新陈代谢，帮助食物消化、营养运输和废物排泄。

5. 多运动

促进肠胃蠕动，消耗过多能量，促进排便。

孩子不舒服，全家都难受。还有其他有效易、操作的方法吗？当然有！那就是小儿推拿，下面介绍 2 种推拿手法。

▶▶ 小儿推拿法

1. 揉腹

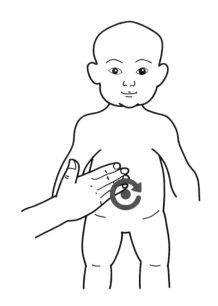

位置：腹部。

操作：站在患儿左侧或右侧，将自己的左手或右手，或双手重叠，放置于患儿肚脐上，掌心朝肚脐中央，掌根轻轻向下按揉，略推向对侧，再用除拇指外的其余四指指腹由对侧轻揉回掌根方向，称为揉腹。

时长：揉 3 ~ 5 分钟。

作用：具有理气消食、健脾和胃的作用。用于治疗小儿厌食以及乳食停滞、胃气上逆引起的恶心、呕吐、腹胀、腹痛、腹泻、便秘等。

2. 捏脊

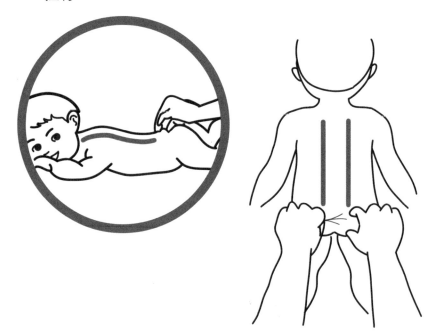

位置：大椎穴至长强穴，呈一直线。

操作：用捏法自下而上提捏，称为捏脊。捏三下后将背脊皮提一下，称为"捏三提一"。用食指、中指指腹自上而下直推，称为推脊柱。

次数：每次 6 遍，前 4 遍单纯捏脊，后 2 遍"捏三提一"。

作用：捏脊能调阴阳、理气血、和脏腑、通经络、培元气，广泛用于小儿保健。

秋季腹泻高发期，送您保护宝宝的制胜法宝！

每年的 10 月到次年的 2 月，是儿童秋季腹泻的高发期，主要原因是感染了轮状病毒。好发于 5 岁以下儿童，6 月龄～2 岁的婴幼儿发病率最高，症状也最严重。

▶ 秋季腹泻时，有哪些典型症状？

典型症状表现为呕吐、腹泻、发热。

常以呕吐起病，继而出现腹泻，每天可达数十次，粪便呈淡绿色或黄绿色稀薄水样，偶有黏液，无脓血。

发热时通常低于 39.0℃，严重时表现为高热 (39.0～40.0℃)，通常发热和呕吐在起病 2 天后消失。

由于呕吐、腹泻、发热，患儿易出现不同程度的脱水、电解质紊乱、酸碱失衡。

此外，轮状病毒还可侵袭肠道外器官组织，如脑、肝脏、胰腺、肺、肾脏、心脏等，从而引起相应症状。

▶ 如何确定轮状病毒感染？

通过粪便标本的实验室检查来确定轮状病毒感染。如果宝宝出现上述症状，请携带宝宝的大便来医院化验！

如何预防秋季腹泻

预防秋季腹泻最有效的方法就是接种轮状病毒疫苗。目前我国使用的是轮状病毒减毒活疫苗，其保护率能够达到 73.72%，对重症的保护率达 90% 以上，保护时间为一年。

如何治疗秋季腹泻？

目前尚无特异性抗轮状病毒药物。临床上主要对症处理，给予口服补液盐或静脉补液，纠正脱水、电解质紊乱和酸碱失衡等。

1. 补液疗法

对于呕吐后有食欲的患儿暂禁食，给予口服补液盐，每 2 ~ 3 分钟喂 3 ~ 5ml，应稍偏凉，减少对胃黏膜的刺激。对仍呕吐者，停 10 分钟再给予口服补液盐。

2. 少食多餐

建议母乳喂养者每隔 2.5 小时喂 1 次，每次 15 分钟；人工喂养及已添加白粥、面条等辅食者每隔 3 小时喂 1 次。

3. 使用胃黏膜保护剂

促进胃黏膜修复。餐前 30 分钟服用。

4. 使用微生态制剂

补充肠道益生菌，恢复肠道微生态平衡，重建肠道天然生物屏障，常用的是双歧杆菌、乳酸菌、粪链球菌。

5. 补充锌剂

缩短及降低腹泻的持续时间和严重程度，减少腹泻的复发。

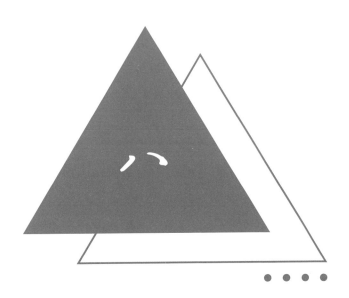

五官和皮肤健康知识

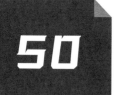

它是牙齿的隐形杀手，它是牙隐裂

你有过这样的体验吗？明明牙齿上没有任何龋洞，也没有深的牙周袋，但咀嚼时总是感觉隐隐不适、对冷热刺激敏感。有时，还会出现定点性咀嚼剧痛，甚至晚上睡觉时，牙齿也痛得厉害。你可能患了牙隐裂。

▶▶ 什么是牙隐裂？

牙隐裂是指发生在牙冠表面的非生理性的细小裂纹，通常不易被发现，可以仅位于牙冠，也可延伸至牙根。

▶▶ 为什么会出现牙隐裂？

牙隐裂的发生原因非常复杂。一方面，牙齿各部分的形态、牙结构的薄弱位置是牙隐裂发生的易感因素。另一方面，突然变大的咬合力也是牙隐裂发生的重要因素。

例如在咀嚼时突然咬到沙砾、骨渣等，会使某个牙齿承受的咬合力骤然加大。这种突然变大的咬合力极易造成包括牙隐裂在内的牙体硬组织损伤。

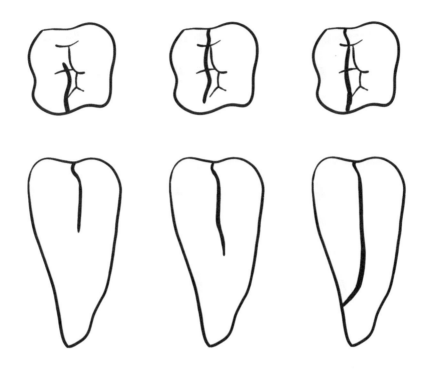

▶ **如何诊断牙隐裂?**

（1）牙齿出现较长期的咬合不适，咬在某一特殊部位时会剧烈疼痛。此时，牙齿对冷刺激是最敏感的。吃冷酸的食品时牙齿会又酸又痛，根本咬不下东西。

（2）可通过叩诊定位，用一个比较小的匙羹敲击牙齿的表面，明显疼痛的部位就有可能是牙隐裂的所在部位。

（3）可把一根干净的棉签放进嘴里，用牙齿用力地咬这根棉签，如果咬棉签的过程中感到疼痛，就可初步判断存在牙隐裂。

▶ **怎样治疗牙隐裂?**

（1）隐裂纹处于牙本质内时没有明显症状，可以在牙釉质表面涂布含氟药物，促进牙釉质再矿化，增强牙齿的抗龋能力。

同时注意避免吃过硬的食物，防止隐裂纹加深。

（2）隐裂纹到达牙本质层时，牙齿会对冷热刺激敏感，需要磨除隐裂纹后制备洞型，使用复合树脂进行充填。

（3）隐裂纹到达髓腔时，牙齿因细菌感染而发炎，剧烈疼痛，可以在局部麻醉下摘除牙髓，完成根管治疗，制作全冠来修复，防止牙齿裂开。

（4）隐裂纹到达牙根时无法保留牙齿，必须拔除后再进行修复。

51 口腔溃疡反反复复，如何是好？

很多人都有口腔溃疡的经历。单纯的口腔溃疡不需要用药，过几天就会痊愈。

有的口腔溃疡一月一发、一周一发，甚至溃疡刚要愈合，又有新溃疡出现，严重影响日常生活。这种复发性口腔溃疡在医学上称为复发性阿弗他溃疡和复发性阿弗他口炎，专指一类病因不明、周期性反复发作、具有自限性的、孤立的、圆形或椭圆形溃疡。该病病因及致病机制仍不很明确，治疗上以对症治疗为主，难以根治。

生活中，很多口腔溃疡患者认为口腔溃疡就是上火了，于是吃清热解毒的中药，如牛黄解毒丸、黄连上清片等。有的人吃了后，口腔溃疡没有好，反而消化不良、拉肚子，那是因为很多人没有弄清楚复发性口腔溃疡的真正病因。

中医将口腔溃疡归于"口糜""口疮"等范畴，其病因既有外因，也有内因。本病病机总体来说为火热循经上炎，熏蒸口舌而发病，但病性有虚实之分。

初发的口腔溃疡患者短期使用牛黄解毒丸或者黄连上清片是可以的。若患者口腔溃疡长期不愈或身体羸弱，单纯使用此类清热解毒药，则会雪上加霜，越发越频，愈发愈重。对于未学过中医的人，正确辨别虚证实证是很困难的，盲目选择中成药是不可取的。

在这里我们给大家分享一些简便易行的外用方法，希望对口腔溃疡患者有所帮助。

1. 外敷柿饼霜

柿饼霜适量，敷患处。中医认为柿饼霜味甘、性凉，可用于肺热燥咳、咽干喉痛、口舌生疮、消渴等。

2. 醋调吴茱萸贴

吴茱萸适量，研末，醋调，外敷足心。建议一般在晚上临睡前外敷，第二天早上取下，每日 1 次，一般 2 ~ 3 天后症状就会减轻甚至痊愈。该法取"引火归原""上病下取"之意。反复口腔溃疡时往往上面有虚火，治疗时我们把上面的虚火引下来，这就叫作引火归原。

3. 浓茶漱口

无论什么茶叶，都可以。用泡好或煮好的浓茶，反复漱口。茶叶含有丰富的维生素 C 和维生素 B_2，具有消炎杀菌、促进蛋白凝固、促进溃疡愈合的作用。

4. 按摩承浆穴

承浆穴位于人体的面部，颏唇沟的正中凹陷处。

承浆穴具有生津敛液、舒筋活络的功用。当我们在生活中出现口腔溃疡、牙痛、牙龈发炎等时，按摩此穴就可起到很好的治疗效果。刺激穴位时可采取点按的方式，将中指指腹按在承浆穴上，以有一定的酸痛感为度，逐渐用力深按，保持2～3秒后松开，休息3秒后再按，一按一松为一个循环，重复10分钟。

当然口腔溃疡严重时要及时就医，遵医嘱用药。

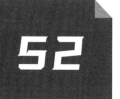

中老年人疼痛频发，当心是带状疱疹

52

50岁的鲁女士因右侧胸背部疼痛来到医院，没想到这种疼痛是带状疱疹引起的。

"腰缠龙""蛇缠腰""长一圈会疼死人"人们常说的这些，其实是带状疱疹的典型表现。作为皮肤科的一种常见疾病，中老年人高发。

带状疱疹，被称为"长在皮肤上的神经系统疾病"，由水痘－带状疱疹病毒引起，一年四季均可发病，尤以冬春季常见。

当我们的机体抵抗力下降、劳累、紧张、生活压力大、感冒时，就可能发生带状疱疹。

腰部、胸部的皮疹是带状疱疹的一个典型临床表现，另一个典型临床表现是神经痛。

▶▶ **根据疼痛性质，可分为4种类型**

（1）烧灼样或者针刺样痛，常持续性发作。

（2）电击样痛、撕裂样痛或者放射样痛，间断性发作。

（3）触觉和痛觉超敏。

（4）感觉过敏、感觉障碍和感觉异常。

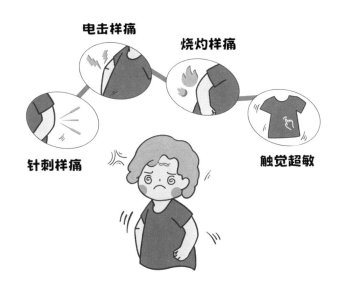

▶▶ **如何预防带状疱疹?**

1. 增强体质

中老年人应坚持参加体育运动，以增强体质，提高机体抵御疾病的能力。

2. 预防感染

中老年人应预防各种疾病的感染，特别在春秋或者寒暖交替时，适时增减衣物，避免受寒。

3. 避免外伤

外伤可能会降低机体的抗病能力，容易导致带状疱疹。中老年人应注意在日常生活中避免外伤。

4. 饮食营养

中老年人应注意饮食营养，多吃豆制品、鱼、蛋、瘦肉等富含蛋白质的食物及新鲜的瓜果蔬菜。

5. 接种疫苗

（1）适用于 50 岁及以上人群。

（2）保护率高达 97%，保护时长在 20 年以上。

（3）接种 2 针，间隔 2 ~ 6 个月。

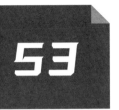

诱发唇炎的 5 个坏习惯，你有吗？

唇炎是唇部周围出现的炎症性疾病，唇炎会导致嘴唇干燥、脱皮，甚至出血、水肿，让人痛苦不已。

唇炎的出现可能跟生活中的一些坏习惯有关，尤其是以下 5 个坏习惯，一定要注意纠正。

1. 舔嘴唇

舔嘴唇的习惯很多人都有，嘴唇干时喜欢用舌头舔一舔，认为可以缓解嘴唇发干，这其实是错误的。

舔嘴唇并不会缓解嘴唇发干。唾液中含有淀粉酶等物质，蒸发时会带走嘴唇表面的水分，加重嘴唇的干燥，容易诱发唇炎。

2. 撕扯嘴唇死皮

嘴唇上有死皮时，有些人喜欢将嘴唇死皮直接用手撕下来。唇部皮肤非常脆弱，用手撕扯时，很容易损伤毛细血管，出现疼痛、流血甚至感染的情况。

3. 乱用润唇膏

润唇膏可以起到滋润嘴唇的作用，但并不可以随意涂抹，含有羊毛脂的润唇膏可能会诱发唇炎。若涂抹润唇膏后嘴唇脱皮比较严重，或者发痒，应立即停止使用。

4. 长期使用口红

口红含有着色剂、石蜡等成分，长期使用会将嘴唇表面的水分带走，嘴唇就容易脱皮、发干，容易诱发唇炎。劣质口红中含有苯胺，不利于身体健康。

5. 身体缺乏营养

饮食不均衡、体内缺乏维生素时，嘴唇的毛细血管没有得到皮脂腺充足的滋润，容易诱发或加重唇炎。出现这种情况时，应该多吃新鲜的蔬菜瓜果，比如小白菜、白萝卜、黄豆芽。

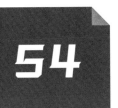

54 真菌荧光检测，让真菌无处可逃！

一位女士一脸愁容地来到医院皮肤科门诊，伸出她的双手，露出又黄又厚的指甲，跟医生说："医生，我这个指甲是怎么回事呀？"

医生回答："您的情况可能是灰指甲，需要做一个真菌荧光检测。"经真菌荧光检测，在这位女士的指甲中检出了大量的菌丝，诊断为灰指甲。

▶▶ 什么是真菌荧光检测？

真菌荧光检测是对标本进行染色，通过镜下观察，找到真菌的菌丝或孢子，从而辅助临床诊断。

▶▶ 得了灰指甲怎么办？

灰指甲又称甲癣，是真菌感染了指（趾）甲引起的一种皮肤病，特点是慢性，顽固难治，有传染性，临床表现为指（趾）甲混浊、增厚、分离、变色、萎缩、表面凹凸不平。

得了灰指甲不用怕，请到正规医院就诊，真菌荧光检测可快速识别，医生将根据指甲的严重程度或不同类型，采用外用、内服，或内服外用同时使用的方法进行治疗。通常情况下，治疗 1～4 个月，可有明显改善。

▶▶ 真菌荧光检测四大优势

（1）无须进行标本处理，即染即看。

（2）一键出结果，操作简便。

（3）高准确率，染色后真菌呈蓝色荧光，与背景反差明显。

（4）高检出率，荧光素与真菌的亲和力高，反应灵敏，阳性率高，漏检率低。

55 皮肤科的磨皮神器
——二氧化碳点阵激光

爱美的小陈一直苦恼于自己的痘痘肌。她决定来医院皮肤科试试，希望永久消除脸上的痘坑和痘印，免去每天化妆。医生仔细观察小陈后，向小陈推荐了二氧化碳点阵激光。

▶▶ **二氧化碳点阵激光适用于哪些情况？**

（1）祛除瘢痕及痤疮、酒渣鼻，尤其是痤疮瘢痕、外伤瘢痕、术后瘢痕、冻伤瘢痕。

（2）祛除皱纹：手部、颈部、面部皱纹（如额纹、川字纹、眼周细纹、法令纹），减轻较深的抬头纹、妊娠纹。

（3）改善黄褐斑、肤色暗沉，治疗皮肤浅表色素性疾病如雀斑、咖啡斑、老年斑等。

（4）改善皮肤光老化、毛孔粗大、皮肤松弛，祛除红血丝，加厚真皮层。

（5）祛除皮肤赘生物，如疣、痣，治疗光化性角化病、脂溢性角化病、皮脂腺瘤、汗管瘤、血管瘤。

（6）治疗慢性肥厚性湿疹、结节性痒疹、甲癣、斑秃、皮肤淀粉样变性等。

Q：对于常见的术后瘢痕，什么时候可以开始治疗？

专家解读：手术后 10 天左右或拆线后 1～2 天，越早治疗，效果越好！

Q：二氧化碳点阵激光会不会使皮肤变薄？

专家解读：二氧化碳点阵激光不是磨削，而是激活皮肤里的干细胞（包括真皮中的间充质干细胞），促进皮肤新生。真皮中成纤维细胞被激活，大量合成胶原蛋白、弹力蛋白、透明质酸等基质成分。所以治疗后，皮肤是慢慢修复而不是越来越薄。

Q：修复痘印需要多久？

专家解读：这是个长期工程，至少需要 1～3 个月的时间，所有那些号称"三天祛痘印""痘印一扫光"等的"神药"和"神方"都是不可信的。

Q：二氧化碳点阵激光治疗会痛吗？

专家解读：疼痛较轻，一般都可以耐受。对疼痛敏感者治疗前可涂抹麻醉药膏，可获得较好止痛效果。治疗后会局部灼热、红肿，冷敷后可初步缓解，也可用面膜、生长因子等。

Q：一般需要治疗几次？

专家解读：要根据每个人的病情、部位、严重程度及治疗反应等来判断，一般需要 3～5 次，2 次之间间隔 1～3 个月。

▶ **治疗后注意事项**

忌辛辣、腥膻类食物，清淡饮食。

保证充足的睡眠。

严格防晒 1 个月。

术后 24 小时内皮肤轻度红肿属正常现象，用无菌纱布蘸生理盐水清洁面部。如皮肤红肿明显，可涂抹少量抗炎乳膏，每天 2 次，2 天即可。

有磨削较深的创面（如同时进行疣、色素痣的治疗），术后 5 天方可蘸水。

6 ~ 8 天微小痂皮脱落后，建议外敷医用保湿面膜 1 个月。

56 长期戴耳机，耳朵会聋吗？

如今不少年轻人喜欢戴耳机，甚至睡觉时都戴着耳机。你知道吗？耳机使用不当会造成严重后果。

陈先生是一位音乐发烧友，平时很喜欢听歌。他每天都戴耳机听各种风格的音乐，养成了边工作边听音乐、睡觉前听音乐入眠的习惯。

几个月前，他突然发现自己听不清楚声音，还时常耳鸣，来到医院就诊，医生诊断为双耳感音神经性耳聋。

医生介绍，平时诊疗中遇到戴耳机致听力下降、耳鸣的患者不在少数，多数患者发病前有过度劳累、精神紧张、情绪波动等情况，部分患者有心脑血管病史。要知道，耳朵对声音的耐受有一定限度。

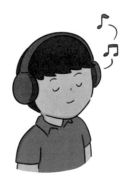

▶▶ 长期戴耳机到底有什么危害?

（1）听力受损

戴耳机时若音量高于 50 分贝，会导致人耳朵内的细胞代谢过度及毛细胞微循环障碍，出现暂时性的听力损伤，甚至严重的听力下降。

（2）外耳道炎

无论是头戴式耳机还是入耳式耳机，长期戴耳机会导致外耳道炎，尤其入耳式耳机经常塞入耳道，刺激外耳道软骨，导致反复发炎。

（3）耳鸣

如果长时间听过高的声音可产生耳鸣，大多表现为蝉鸣样的嗡嗡声或电流声等，耳鸣一旦产生则很难根治。虽然耳鸣的产生原因并不明确，但长期的噪声暴露是耳鸣产生的重要原因。

▶▶ 保护听力的 5 个建议

1. 调低音量

世界卫生组织建议在使用耳机的时候音量不要超过最大音量的 60%，这样能避免耳朵在短时间内被过度刺激。

2. 适当休息

一般来讲，每天使用耳机不超过 60 分钟是安全的，让耳朵有足够的休息时间。

3. 选择头戴式耳机

入耳式耳机的接触面积比较小，它对耳朵内部的压力比较大，而头戴式耳机的接触面积大，对耳朵内部的压力比较小，相对来讲对耳朵内部的刺激就会小一些，也就更安全一些。

4. 使用降噪耳机

环境中有噪声时，人们往往调大耳机的音量以克服周围的噪声，这样对听力损伤更大，推荐使用降噪耳机。

5. 不在睡觉时戴耳机

睡觉时戴耳机会使耳朵更容易受伤害，因为耳朵会压在枕头上，耳机容易让耳郭受损，还容易对鼓膜造成刺激。另外，睡觉时戴耳机会不自觉入睡，耳机戴一整夜，听力就会极度受损。

突然听不见，小心是突发性耳聋

近年来，随着生活压力增大，突发性耳聋的发病率逐年升高，覆盖全人群。

▶▶ 什么是突发性耳聋?

突发性耳聋是指突然发生的、原因不明的感音神经性听力损失。患者的听力一般在数分钟或数小时内下降至最低点，少数患者在3天内听力降到最低点。

▶▶ 突发性耳聋的病因有哪些?

突发性耳聋是耳鼻喉科常见的突发性疾病。目前突发性耳聋的病因尚未完全明确，主要病因：内耳微循环病变、特异性病毒感染、免疫因素如自身免疫性疾病、耳蜗内淋巴积水、精神心理因素等。

其中内耳微循环病变、特异性病毒感染是导致突发性耳聋最主要的病因。突发性耳聋的发生与精神心理因素有一定的关系。

▶ **突发性耳聋的临床表现有哪些?**

1. 耳聋

多为单侧耳聋,发病前多无先兆,少数患者有轻度感冒、疲劳或情绪激动史。

2. 耳鸣

可为始发症状,大多数患者于耳聋时出现耳鸣,小部分发生于耳聋之后。经治疗,多数患者听力可以恢复,但耳鸣可长期存在。

3. 眩晕

部分患者可伴有不同程度的眩晕,多为旋转性眩晕,伴恶心、呕吐。可与耳聋同时出现,或于耳聋发生前后出现。

4. 耳部不适

少数患者可有耳闷堵感、压迫感或麻木感。

5. 听觉过敏

6. 其他

部分患者会出现精神心理症状,如焦虑、睡眠障碍等,影响生活质量。

▶ **突发性耳聋治疗及预后**

1. 治疗

多采用综合治疗,如扩张血管、改善微循环、抗病毒、激素疗法、营养神经、高压氧治疗及中医针灸疗法等,治愈率在 70% 左右。

影响突发性耳聋预后的因素包括年龄、发病至就诊时间、听力损失程度、听力曲线分型、治疗方式等,应早就诊,早治疗。

2. 预防

日常生活中可注意以下几点。

（1）加强锻炼，增强体质，避免感冒，预防病毒感染。

（2）勿过度劳累，注意劳逸结合，保持身心愉悦。

（3）均衡饮食，多吃新鲜蔬菜和水果。减少烟、酒、咖啡等带来的刺激。

（4）控制慢性病，如高血压、高血脂及糖尿病等。

已患突发性耳聋，并且治疗后患耳未恢复听力者，应该注意保护健侧耳：①远离噪声；②避免服用耳毒性药物；③避免耳外伤和耳部的感染。

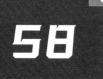

治疗面瘫有攻略
——表情肌训练 8 步法

面瘫指颜面部肌肉瘫痪。面瘫起病快，常突然发生，使患者恐惧。面瘫如果不能痊愈，是毁容性的打击，患者受到生理和心理的双重折磨。

一般来说，面瘫好发于冬季和夏季，冬季气候寒冷，夏季天气热（人们贪凉而吹空调），免疫力低下的人群没有足够正气抵御寒邪的侵袭，容易发病。

▶▶ **怎样判断面瘫?**

1. 肯定出现的症状

（1）病变侧额纹和鼻唇沟均变浅。

（2）不能正常皱眉。

（3）眼睑闭合不全，眼珠外露。

（4）嘴角歪斜。

（5）做鼓腮动作时，病变侧口角漏气。

2. 可能出现的症状

（1）耳后疼痛、耳痛。

（2）颊部或口部麻木刺痛。

（3）泪液分泌减少，不自觉流泪。

（4）听觉过敏。

（5）味觉减退。

（6）口干等。

以上是日常生活中易见到的周围性面瘫的症状。此外，面瘫还有一类——中枢性面瘫，由颅内病变引起。周围性面瘫多由寒凉、病毒、外伤等颅外病变引起。

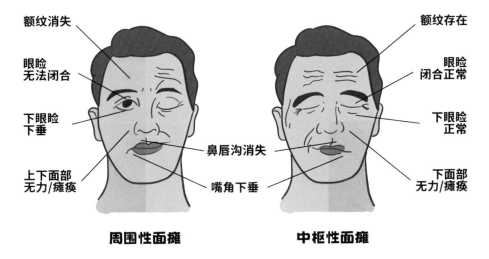

額纹消失　眼睑无法闭合　下眼睑下垂　上下面部无力/瘫痪　鼻唇沟消失　嘴角下垂

额纹存在　眼睑闭合正常　下眼睑正常　下面部无力/瘫痪

周围性面瘫　　　　**中枢性面瘫**

临床治疗后，面瘫患者的自我康复非常重要，勤于实践，努力付出才有收获。

下面教大家一套非常简单的面部运动法——表情肌训练8步法。

表情肌训练8步法

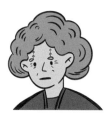

第一步：抬眉

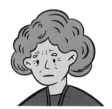

第二步：皱眉

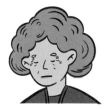

第三步：闭眼

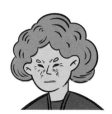

第四步：耸鼻

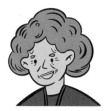

第五步：示齿

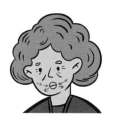

第六步：噘嘴

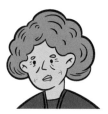

第七步：鼓腮

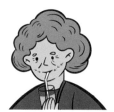

第八步：吹气

患者可面对镜子训练，每个动作保持10秒左右，重复5～10次。

▶ 面瘫后，怎么办？

（1）尽快到医院确诊，积极治疗。

（2）康复方面：可热敷面部，促进局部血液循环，面肌开始恢复时需做肌力训练（如表情肌训练8步法），帮助面部表情恢复正常。

（3）饮食方面：避免吃坚硬的食物，尽量在舌后方细嚼慢咽，饭后及时漱口，保持口腔清洁。

（4）生活方面：平时要注意保暖，避免受凉，尤其是面部受凉，避免直吹空调、风扇等。还要少熬夜，避免过度疲劳，适当运动锻炼。

（5）心理方面：保持心情舒畅，拥有治疗信心，生活积极乐观。

周围性面瘫症状较轻的部分患者能自愈，及时发现，及时诊治，以免留下后遗症。发现面部麻木、嘴角不听使唤等时，要及时就医！

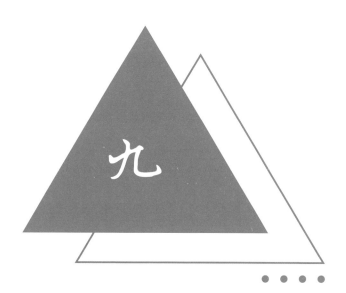

睡眠健康知识

59 良好睡眠，健康之源

2023 年 3 月 21 日是第 23 个世界睡眠日，中国主题是"良好睡眠，健康之源"。调查显示，中国存在失眠的人群高达 45.2%，且该比例有上升的趋势。那么怎样才能实现良好睡眠呢？

▶ 什么是失眠?

"其实偶尔几次睡不着，或者睡眠环境的改变导致入睡困难都不算失眠。这种情况大家可以不用太担心。"医生介绍。在合适的睡眠环境下，入睡时间超过 30 分钟，或睡眠维持困难，即夜间觉醒次数超过 2 次，或天还未亮却早早醒

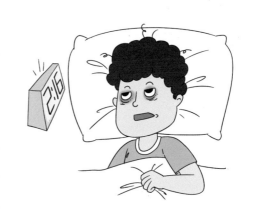

来，这些都是失眠的表现。失眠的表现还包括经常做噩梦、睡眠时间少于 6 小时，第二天早晨感觉头昏、精神不振、嗜睡、乏力等。反复出现以上症状，持续时间达 3 个月，就是失眠。

▶▶ 人为什么会失眠呢?

专家解释,失眠原因千千万,各有各的不同。包括生活压力大、人际关系紧张、生活节奏快、长时间且高强度的工作等。除此之外,环境嘈杂、睡前饥饿或者过饱、躯体健康问题、睡前喝了咖啡或奶茶、长期服用安眠药产生药物依赖等也会导致失眠。

为保持良好睡眠,专家建议:①大家可以试着调整作息,坚持规律作息。②睡前不大吃大喝,不喝咖啡,避免烟酒。③下午锻炼可帮助入睡,规律锻炼可提高睡眠质量。④卧室温度别太高。⑤白天打盹控制在1小时以内,不在下午3时后睡觉。⑥关掉电视、放下手机,营造一个安静的睡眠环境。⑦舒适的床可提供一个良好的睡眠空间。

60 翻来覆去睡不着，你是不是还在这样促进睡眠？

失眠是现代人常见的问题。成年人中约 1/3 自述有过睡眠不佳的情况，约 1/10 长期失眠，睡眠体验长期低下，影响白天的生活和工作。

很多朋友在睡不着时，有一套自我应对的方法。而这些方法大多是错误的。

错误方法一：睡不着时，在床上躺着，说不定躺着躺着就能睡着了，就算不能睡着，至少也在休息，第二天精神会好一些。

错误方法二：睡不着就不睡，起床看电视，看着看着就能睡着了。

让我们一起看看专家怎么说吧！

专家解读：对于睡不着这件事，以上 2 种方法都欠妥。

人类大脑善于记忆和联想，如睡不着时，总躺在卧室的床上，大脑会自动把"睡不着"与"卧室""床"联系起来，时间一长，只要躺在卧室的床上，就容易失眠。这就是有的人在自己家中睡不着，偶尔去了别的地方旅行，反倒睡得安稳。

睡不着就看电视也是不可取的。因为电视、电脑、手机等电子产品的屏幕都有蓝光辐射，影响人体内褪黑素的释放，干扰人的昼夜节律。即使使用了防蓝光护眼屏幕和防蓝光眼镜等，也只能减少蓝光辐射。

▶ 正确的促眠方法有哪些？

睡不着的时候就起来走一走，离开卧室，避免会刺激大脑活动的行为如打游戏、剧烈运动等，可以看书、听舒缓的音乐，等有了睡意再回卧室睡觉。

▶ 促眠方法上还有哪些常见误区呢？

误区一：饮酒促眠。

酒精带来的微醺昏沉感和入睡前的困倦相似，这也许是许多人认为饮酒可以促眠的原因。研究显示，饮酒后入睡的人很难进入深睡眠，晚上会醒来很多次。

此外，酒精使人体的肌肉处于极度的松弛、麻痹状态，饮酒后入睡会因为颈部肌肉、脂肪的堆积而气道变窄，出现低通气与呼吸暂停，睡眠片段化。睡前大量饮酒还会诱发消化系统的问题，导致胃酸、胃胀、恶心甚至呕吐等，影响睡眠。

误区二：睡前运动。

睡前剧烈运动会导致交感神经兴奋，影响睡眠质量。睡前3小时之内，进行轻柔、不令人兴奋、不刺激、不消耗过多能量的运动较好，如瑜伽、慢走等。无论是什么运动，睡前1小时就应该停止，给身体一个调整的时间。

误区三：药物依赖。

促眠药物都有剂量限制，要遵医嘱服药。私自增加剂量会导致药物中毒或者引起继发性疾病，甚至危及生命。有的药物服用过量会抑制呼吸，有可能出现呼吸暂停或停止呼吸；还有的药物服用过量会影响脏腑功能。此外，引起失眠的原因众多，随意服用药物不但不一定能缓解失眠症状，还可能会扰乱睡眠的自然过程，影响后续治疗。

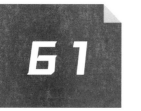

失眠的首选治疗方法
——认知行为疗法

"医生，为什么我的失眠总是好不了？"

"怎样才能拯救我的失眠呢？"

谈起失眠，人们首先想到的往往是安眠药。我国有近一半的人正遭受失眠的困扰。事实上，治疗失眠的首选方法并不是安眠药，而是认知行为治疗，就是通过纠正不正确的睡眠认知和训练与睡眠相关的行为来改善睡眠。

比如王大叔担心晚上睡不着，吃完晚饭就早早上床看短视频，结果越看越兴奋。凌晨1点了，还是睡不着。早早上床只是解决表面问题，实际上错误的睡眠行为反而让人更加焦虑、更加睡不着。认知行为治疗，就是要纠正这类自以为正确的事情。

结合认知行为治疗，为您分享5个小妙招，和失眠说再见！

（1）不困不上床，困了再上床。

（2）躺在床上睡不着，下来走走、读书、听书，做点轻松的事，千万不要玩手机。

（3）晚上睡不着，不要总看时间，时间会让你更加焦虑。

（4）不管前一天睡得好不好，第二天早上不要赖床。

（5）不要因为前一天睡得不好，延长第二天的午睡时间。中午适当的休息可以缓解疲劳，但最好不要超过 30 分钟。

按上述方法坚持 4 ~ 8 周，若还不见效，就需要找专科医生帮忙找失眠的原因了。

62 失眠的人能吃安眠药吗？

失眠是常见的睡眠问题，几乎每个人都有睡不着的经历。随着社会发展，生活节奏加快，长时间精神紧张、压力过大导致越来越多的人失眠。

在国内的大部分地区，因为历史原因，吃安眠药是最常见的治疗失眠的方法。

在失眠患者中，对使用药物治疗呈明显的两极分化。一部分患者视安眠药为洪水猛兽，认为吃药副作用大，坚决拒绝使用药物治疗，即使医生开具了处方，也会在后续治疗中自行减药甚至停药；另一部分患者则认为吃安眠药方便快捷，能够简单、便宜地解决睡眠问题，拒绝相对麻烦、昂贵的认知行为治疗，甚至长时间、大剂量滥用。其中，拒绝使用药物治疗的失眠患者最常见的担心是药物成瘾、伤肝、影响记忆力，而滥用安眠药的患者也承认他们对安眠药成瘾，并且会有记忆力下降的情况。

▷▷ 失眠到底能不能吃安眠药？

对于慢性失眠的患者，首选的治疗方法是认知行为治疗。而对于无法改善睡眠状况或者状况改善不佳的患者，则应该在医生的指导下进行药物干预。一般首选新型镇静催眠药物，如佐匹克隆、右佐匹克隆、唑吡坦等，不易产生依赖性，半衰期短，第二天起床后少有后遗作用，要遵循用药原则，短期服用，不宜超过1个月，或者按需间断用药。尽量不用安定类的药物，因为此类药物半衰期较长，第二天起床后有后遗作用，尤其是老年人，容易因此摔倒，引发一系列不良后果。另外，如果为焦虑、抑郁导致的失眠，需要使用抗焦虑药物、抗抑郁药物。

需要注意的是，对于有呼吸系统疾病、阻塞性睡眠呼吸暂停综合征的人，是不建议吃安眠药的，吃安眠药容易导致病情加重，危害生命。

总的来说，失眠患者是否需要服用安眠药，需要个体化考虑，要辨明病因，治疗上以去除失眠的诱因为主，不能一失眠就吃安眠药。确实需要使用药物治疗的患者，也不用过于担心，在医生的指导下短期、遵循用药原则使用，不会造成药物依赖和长期记忆力受损的问题。

63 经期失眠怎么办?

经期失眠和女性特有的生理周期——月经周期的激素变化有关。

一般从经期前一周开始，雌激素与孕激素水平开始大幅下降。雌激素与孕激素可以影响褪黑素分泌，从而影响睡眠质量，导致入睡困难、易被唤醒。

同时雌激素与孕激素水平下降会使血清中 5- 羟色胺水平下降，5- 羟色胺是能产生愉悦情绪的信使，几乎影响大脑活动的每个方面。5- 羟色胺水平较低的人群更易抑郁、冲动、酗酒、有暴力行为、自杀。

研究显示，女性大脑合成 5- 羟色胺的速率仅是男性的一半，因此，在雌激素与孕激素水平下降时，女性容易烦躁不安，并影响睡眠。

此外，月经期间女性机体抵抗力低下、盆腔充血导致腹部胀痛及其他不适、经血量较多导致情绪紧张等，均对睡眠有不利影响。

▶ **如何缓解经期失眠呢?**

1. 选择合适的夜用卫生用品

减少经血渗漏风险，避免因为担心而失眠。

2. 合理饮食

月经期女性食欲大增，暴饮暴食会导致消化不良、胃部不适，进而失眠。适当控制自己的食欲，尤其是睡前 2 小时避免进食过多是必要的。此外，适当补充含铁、镁、钙的食物也可改善经期不适。

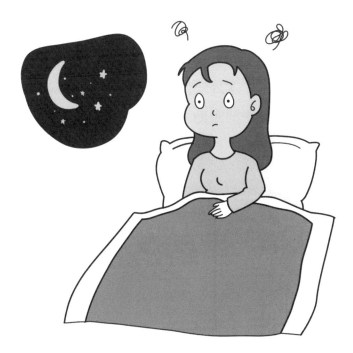

3. 适当运动

运动能够促进身体内多巴胺、5- 羟色胺、内啡肽的分泌，减少焦虑、抑郁，改善情绪问题。

4. 善于情绪管理

保持乐观积极的心态，对于预防经期失眠非常重要。如果有痛经问题，要及早就诊，必要时可以使用药物。

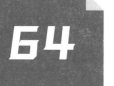

64 产前焦虑不安、睡不着，怎么办？

宝宝马上就要出生本是一件高兴的事，可就在这紧要时期有些孕妇却出现难以控制的无助、焦虑和不安，时常彻夜难眠，心情莫名低落，不想吃饭，不想说话。

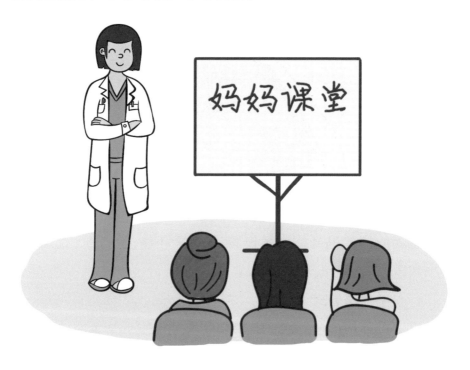

▶ **为什么会出现这种情况呢?**

专家介绍,产前焦虑、产后抑郁与女性孕期及产后的激素水平变化有着密切联系。激素水平变化能够影响大脑中调节情绪的神经递质水平,神经递质水平变化则会使孕妇感到焦虑和烦躁。这时要主动寻求帮助,及时、专业的心理干预配合相应的药物治疗可以帮助孕妇渡过难关。

▶ **如何缓解产前焦虑或产后抑郁?**

1. 学习保健知识

通过读书、看报、上网适当学习孕产期保健知识,用专业的知识武装头脑,有助于缓解焦虑或抑郁情绪。

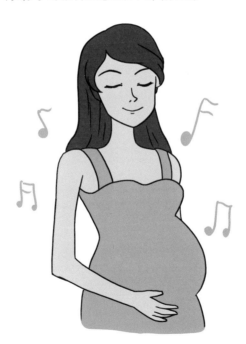

2. 保持情绪稳定

平时可以和胎儿讲故事,和家人多沟通交流。培养一些爱好,听音乐、看喜剧都是不错的选择，保持愉快的心情和稳定的情绪。

3. 饮食起居规律

孕期充足睡眠、合理膳食非常重要。孕早期，有的孕妇出现早孕反应，应清淡饮食；孕中期及孕晚期胎儿发育较快，需要大量热量，食物中应含有丰富的蛋白质、脂肪、钙、铁等营养素。

当情况比较严重时千万不要掉以轻心，要主动前往正规医院咨询医生。

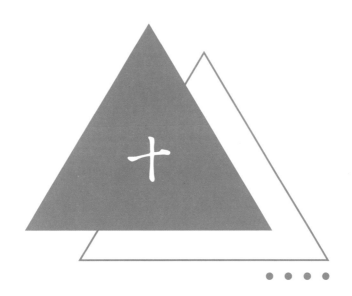

十

生活中的健康知识

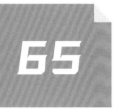

65 狗咬伤，不慌张，
这样做就对了

狗是人类的好朋友，陪伴着人类生活工作。但是，难免会发生意外，如狗咬伤人。狗咬伤人时，狗口腔中的大量细菌进入伤口，衣服碎片、泥土等异物也会进入伤口。所以对待狗咬伤马虎不得，一定要尽早处理。

对于一般狗咬伤，及时正确处理伤口是关键，应尽快用肥皂水或清水反复冲洗伤口至少半小时，冲洗后用酒精、碘酒反复涂拭伤口，一般不予缝合或包扎。

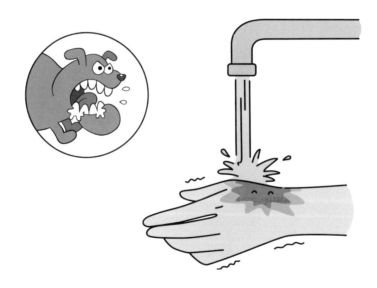

冲洗伤口的方法也很关键，掰开伤口，让其充分暴露，再进行冲洗。用水对着伤口冲洗虽然有点疼，但这样做才能防止感染。

完成上述处理后，请尽快前往指定医疗机构就医，由专业的医生判断是否需要注射狂犬疫苗（表4）。

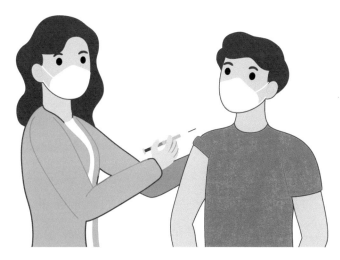

表4　世界卫生组织推荐的动物咬伤分类、暴露类型和治疗方法

分类	暴露类型	推荐治疗方法
Ⅰ	触摸或饲养动物，舔及完整皮肤	如无皮肤破损，无须采用任何措施
Ⅱ	无流血，多为轻度擦伤或抓伤	立即接种疫苗
Ⅲ	一处或多处皮肤穿透性咬伤，唾液污染黏膜	立即用抗狂犬病血清和接种疫苗

接种疫苗的注意事项如下。

（1）狂犬疫苗接种后应在接种点观察30分钟。

（2）接种后不得抓、挠接种部位。

（3）接种后24小时内不能洗澡，不能冲洗接种部位。

（4）接种者接种疫苗后，避免大量使用免疫抑制剂及类固醇皮质激素。

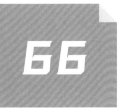

66 春天到，百花香，花粉过敏如何预防？

春天到，百花香，人们纷纷踏春，晒出美照，而有的人却哪也不敢去。

每年三月开始，因皮肤过敏而就诊的患者增多。很多人去过公园或植物园后，面部或者其他暴露部位出现红疹、水肿、瘙痒。

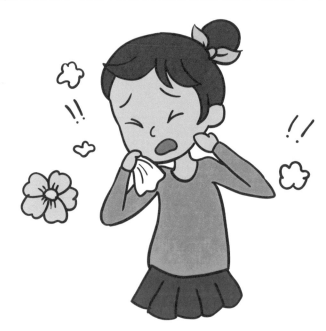

发现自己花粉过敏，应怎样处理?

由于自身体质，部分人会对花粉过敏。如果发现自己接触花粉后出现瘙痒、皮疹等明显的过敏症状，应立即离开有花的地方。一般轻微的过敏会在较短时间内自行痊愈，如果过敏症状没有得到缓解，应立即就医。

在日常生活中该如何预防呢?

对于常年季节性发病的花粉过敏患者，建议尽量不去花粉较多的地方，避免近距离嗅花。万一不小心到了花、树较多的地方，尽量遮挡暴露部位，观赏时尽量戴帽子、口罩。

还可以随身携带常用的抗过敏药物，如西替利嗪、依匹斯汀、依巴斯汀等二代或者三代的抗组胺药物，或者在医生指导下常备一些激素类的乳膏。

建议花粉过敏的患者在出现症状以后及时就医，在医生指导下针对不同部位过敏症状进行对症处理，包括药物及物理治疗。有条件的还可到医院进行变应原检测，更好地明确变应原，预防过敏。

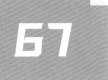

67

戒烟后身体出现不适，别担心，这是戒断反应

吸烟有害健康，及早戒烟是最明智的决定。不过有些人在开始戒烟后发现，身体出现了各种不适：戒烟后睡不好觉、全身没劲、头晕、食欲不振等。

在吸烟人群中还流传着："戒烟半年，从 65kg 长胖到 85kg。""开始戒烟后，整天都焦虑，都快抑郁了。"

于是有人就认为长期吸烟的身体已经适应了烟草，突然戒烟会打破这种平衡，反而不利于身体健康。

▶▶ 戒烟后的戒断反应

大家知道戒烟并非易事，尤其对于那些长期吸烟的人来说。相关资料显示，有80%的烟民想要戒烟，可实际上只有3%～5%的人能成功。

在戒烟的过程中，身体往往会出现一些不适，如精神紧张、焦虑、抑郁、口水增多、注意力不集中、睡眠障碍等，甚至有部分人还会体重增加。而这些不适也就成了老烟民口中的"戒烟就生病"。但事实上，这些不适并非疾病表现，而是一种正常的机体调节现象。这种现象，在医学上被称为戒断反应。

这些戒断反应对身体有害吗？

发生戒断反应时，身体的消化系统会出现暂时性紊乱，表现为腹胀、腹痛、恶心、泛酸、便秘、腹泻等；循环系统也会出现胸闷、气短、心悸等症状。由于烟草中的尼古丁直接影响着神经，因此还会有焦虑、紧张、睡眠程度不深等表现。

别看戒断反应引起这么多不适，其实戒断反应对身体不会造成什么伤害。这是身体的一种自我调节，身体在努力适应没有尼古丁刺激的状态，身体在慢慢变好。

戒断反应的程度因人而异，这主要取决于每天吸烟的支数和烟龄，也就是说，抽得越多、烟龄越长，戒断就越严重！

不过戒断反应并不会持续太久，一般情况下，在戒烟最初 14 天内表现最强烈，之后逐渐减轻，直至消失。大多数戒烟者的戒断反应会持续 1 个月左右，部分严重依赖者会持续 1 年以上。

总体而言，戒断反应不会给我们的身体造成严重的器质性伤害，只要坚持，就胜利在望了。

戒烟进行中的身体表现

8 小时内：血液中一氧化碳含量、氧含量恢复到正常水平。

1～3 天：血液中的尼古丁含量减少，呼吸变顺畅，神经末梢的功能逐渐恢复，嗅觉和味觉的敏感性增强。

3～7 天：特别想吸烟时，建议选择零食如苹果、瓜子、巧克力等，来转移注意力。

7 天～1 个月：血液循环稳定，走路稳健而轻松，肺功能改善了许多。

1～3个月：咳嗽减少，精神变好，不那么想吸烟了，焦虑、烦躁不安的情绪减少。

3～9个月：咳嗽、气短等减轻。痰减少，肺部较干净，心肺功能改善，呼吸更加顺畅，体重增加1.0～1.25kg。

9个月～3年：患心脏病的概率比吸烟者减少近一半。

3～5年：身体各项功能恢复至不吸烟的同龄人状态。

5年以后：牙齿不那么黑、黄了，患咽喉癌、肺癌、心脏病的概率大大降低。

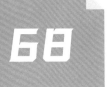

关于体检，你应该了解这些事

随着人们的生活水平不断提高，人们对身体健康越来越重视，很多人都做过体检。你知道你应该选择哪些体验项目吗？多久体检一次呢？

▷ **体检是什么？**

体检可了解受检者的健康状况、早期发现疾病线索和健康隐患，主要针对未病、初病或将病的健康或亚健康人群。

体检以早发现、早诊断、早治疗为原则，是一项利己、利家、利国、利民的事业。现如今体检不仅是身体检查，还包括后期的健康管理。体检不等同于诊疗，主要目的是收集身体健康信息，用来评估身体健康情况。

▷ **不同的人群在体检项目上怎么选择？**

根据性别、年龄、职业等，选择体检项目。

男性可选择的主要项目包括血脂、血糖、微量元素、甲状腺功能、肺功能、骨密度检查、前列腺检查、肿瘤筛查等。

女性可选择的主要项目包括妇科检查、乳腺检查、骨密度检查、肿瘤筛查等。有性生活的女性，建议 30 岁以后每年做一次宫颈刮片试验。没有性生活的女性，可不做宫颈刮片试验。

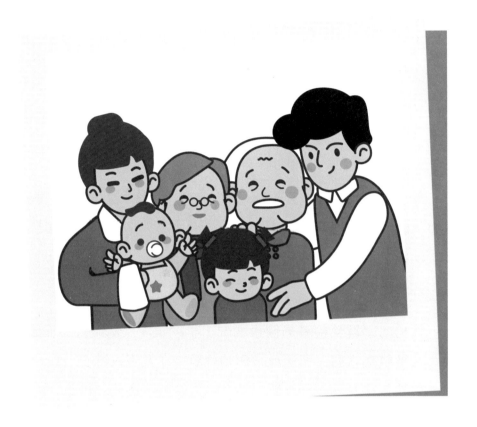

老年人可选择的主要项目包括骨密度检查、心电图、心脑血管检查、眼底检查、血糖、血脂和肿瘤筛查等。

不同职业人群的体检重点也不同，比如教师，由于粉尘对肺部和咽喉部的刺激，以及长期站立和不良坐姿对腰椎、颈椎的影响，应着重胸部 X 线检查、耳鼻喉检查、腰（颈）椎正侧位片检查。再如销售人员，因为饮食常常不规律、饮酒量大，易造成消化道疾患，可做幽门螺杆菌检查、胃肠镜检查、消化道早癌筛查、血糖检测等。伏案工作的办公室一族，最应注意的是颈椎和腰椎等。

某些疾病有较为明显的家族聚集性，如糖尿病、脑卒中、冠心病、乳腺癌、结肠癌等。如果有明确的某种疾病的家族史，应增加与之相关的体检项目。而正在服用药物或者保健品的人也需要注意，在体检之前最好先咨询一下专业人士，了解所服用的药物或者保健品是否会对检查结果产生影响，是否需要暂时停止服用，以确保检查结果的准确性。

▷ 多久体检一次？

体检间隔因人而异，根据自己的年龄、性别、职业、健康状况和家族史等，咨询体检医生，全面考虑后做出选择。

健康状况良好的成年人可以 1 ~ 2 年做 1 次体检。体质较差，尤其是有高血压、冠心病、糖尿病、精神病和肿瘤等遗传倾向疾病家族史的人，至少每年检查 1 次。

中老年人患各种疾病的风险明显增加，因此，体检的间隔时间应为半年左右。特别是 60 岁及以上的老年人，间隔时间应在 3 个月左右。尽量由固定的医生安排体检项目，以便全面、系统地掌握受检者的健康状况，对受检者进行个体化的健康指导。

特别提醒备孕人群，要提前 1 年开始调理身体，并且戒掉熬夜、吸烟、酗酒等不良生活习惯。夫妻双方提前半年做孕前检查，确保身体在最好的状态。

69

疼痛是种病，得治！

头痛、脖子痛、肩膀痛、腰痛、腿痛、全身痛……疼起来就像火烧、刀割、电击等。该怎么办？

疼痛超过1周，一定要去看医生！不要忽视身体发出的信号，只有在医院才能查明疼痛原因。有些肩痛的患者其实是心脏病发作，一些胸痛的患者可能是主动脉夹层，这些急性疼痛背后可能是要命的疾病。

▶ 出现疼痛，到医院怎么挂号？

（1）如果是急性疼痛，就去医院急诊科。

（2）疼痛位置明确，在可忍受范围，就去疼痛部位相对应的科室。

（3）如果不是第一次痛，曾在相关科室就诊治疗，疼痛反反复复，可以去疼痛科。

（4）如果还不清楚，请咨询医院门诊服务台。

▶ 哪些病适合去看疼痛科？

（1）脊柱源性疼痛：颈椎病、腰椎间盘突出症、棘上韧带炎、棘间韧带炎、第三腰椎横突综合征、腰神经后支痛、骶尾部痛、腰椎术后疼痛综合征、脊柱关节病、骨质疏松等。

（2）四肢关节和软组织疼痛：肌筋膜炎、肩周炎、肩袖损伤、髋膝骨性关节炎、无菌性股骨头坏死、网球肘、腱鞘炎、足底筋膜炎、足跟痛、痛风等。

（3）周围神经卡压综合征：腕管综合征、坐骨神经卡压综合征、踝管综合征等。

（4）神经病理性疼痛：三叉神经痛、带状疱疹后神经痛、糖尿病周围神经痛、灼性神经痛等。

（5）头面痛：丛集性头痛、偏头痛、枕神经痛、颈源性头痛等。

（6）非疼痛性疾病：慢性鼻炎、过敏性鼻炎、突发性耳鸣耳聋、血管痉挛性疾病、面肌痉挛、失眠等。

▶▶ **就诊时医生常询问哪些问题？**

（1）疼痛发生部位：哪里最痛？有没有其他部位同时疼痛或不适？

（2）痛了多久：从最初出现疼痛起计算。

（3）疼痛的性质：是像刀割一样的痛、火烧样的痛，还是胀痛、刺痛、闪电样疼痛？

（4）发作时间和规律：是一直痛还是间断痛？是白天痛还是夜间痛？是静息痛还是活动后痛？疼痛一般持续多长时间？

（5）影响疼痛的因素：什么情况下疼痛？哪些情况下疼痛会加重或减轻？

（6）就诊经过：之前服用过什么药物？进行过哪些治疗？治疗后效果如何？

（7）需要携带以往的病史资料：已经就诊过的患者，尽可能带病历本和之前的检查单、影像学资料。

患者对疼痛描述得越详细越有助于医生发现疼痛的病因，诊断明确才能制订有针对性的治疗方案。

70 吞下异物后，用对方法是关键！

近日，医院消化科连续接诊 2 位吞下异物的患者。

第一位患者向来谨慎小心，不慎吞食鱼刺后，胸部疼痛不适，她没有继续进食，立即去了医院，做了胸部 CT 后发现鱼刺卡在了食管中段，在无痛胃镜下顺利取出了鱼刺，胸部疼痛不适立刻消失。

另一位患者就没这么顺利了，她没有及时到医院就诊，而是在家自行催吐，导致食管贲门黏膜撕裂，最后因为呕血才来医院就诊，经胃镜检查及规范治疗，最终康复出院。

几乎每年都有因误吞枣核、鱼刺、蟹壳等较锐利异物而引发严重后果的报道。食管柔软，若异物刺破食管，不及时取出则会酿成严重后果。

▶ 吞下异物怎么办？

有人选择喝醋、催吐、吞饭、吞馒头等方法。以上方法都没有效果，甚至非常危险！

喝醋并不能软化异物。催吐可加重咽部及消化道损伤，引起局部黏膜充血水肿。若用力过猛，可能使异物卡得更紧。而最危险的方法就是吞饭、吞馒头，压力作用下异物可被推至食管，划伤黏膜，甚至会刺穿咽部或食管，造成严重后果。若刺入食管中段大血管，还会有生命危险。

▶▶ 误吞了异物，正确的做法是什么呢？

停止进食，可适当尝试刺激咽部、舌根等来催吐，如无法吐出，立即到最近的正规医院就诊。

若为咽喉部异物，耳鼻喉科医生可以通过喉镜直接取出。

如果是食管异物，需配合医生完成 X 线或 CT 等检查，以明确异物位置以及与周围大血管关系。大部分食管异物均可通过内镜取出；极小部分由于已经刺入大血管，或者异物过大、嵌入过深，无法通过内镜取出，需手术取出。

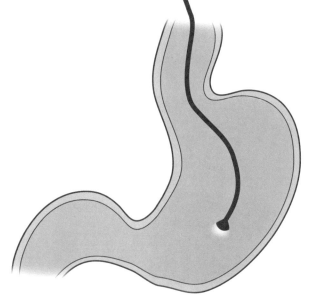

总而言之，当你或者家人不小心吞食异物后，最明智的做法就是立即就医，只要处理及时，并没有那么可怕。

随着内镜技术的发展和设备的普及，内镜下消化道异物取出术已经是一个成熟的治疗技术了，内镜下取异物安全、有效、简单、并发症少，可以减轻患者痛苦及医疗费用。故在没有胃镜检查禁忌证时，对上消化道异物应首选内镜下治疗。

▷▷ 内镜下如何将异物取出？

内镜下取异物可以在麻醉或清醒状态下完成。如果禁食时间未满 6 小时，麻醉风险较大，建议在普通常规胃镜下取出。

目前有各种用于异物取出的内镜器械，最常用的为异物钳、圈套器和网篮。内镜下取出异物的创伤小、恢复快，但若情况较复杂，不排除出血、穿孔等并发症，甚至转手术治疗的情况。

专家建议

享受美食时应专心致志、细嚼慢咽，切勿匆忙进食，谈笑说话；勿将带刺或者碎骨的鱼汤、鸡汤与米、面混合食用；老年人要严防义齿脱落，做到进食小心，睡前取下；不要在儿童口含物体时逗弄他嬉笑、哭叫。误吞异物后应立即到正规医疗机构就医，切忌用饭团、食醋等强行吞咽，以免引起并发症，重则有生命危险。

71 万能的热水，您喝对了吗？

在许多人眼里，热水就像一剂万能良药，无论身体出现什么病症，多喝热水就能解决大部分问题。你知道吗？温度控制不当，热水反而会对我们的身体造成不良影响。65℃以上的热饮属于2A类致癌物！也就是很可能致癌物，长期饮用会增加患食管癌的风险。

▶▶ 65℃以上热水为什么是致癌物呢？

食管，上接口腔，下连胃，食物都要从这里通过。这个管道由肌肉构成，覆盖着一层容易受伤的黏膜。适宜的进食温度是10～40℃，黏膜能耐受的高温也只是50～60℃，超过65℃便足以烫伤黏膜。而人体在修复受损组织过程中，需要细胞扩增和DNA复制。每次复制，DNA都会有出错的可能。长期饮65℃以上热水，反复刺激食管黏膜，就会反复进入有高突变风险的破坏－修复过程，大大增加患食管癌的概率。我们可以把食管想象成矿泉水瓶，在装常温水时，瓶子没有任何变化；装热水时，瓶子就会被烫得变形。

▷▷ **如何判断水温超过 65℃呢?**

火锅汤高达 120℃,刚沏的茶水温度在 80 ~ 90℃,刚出锅的饺子、面条温度为 70 ~ 80℃,65℃的水只能抿一口。说到这,大家应该明白 65℃以上大致是什么感觉了吧,那就是一个字——烫。所以,喝热水时,最好的办法就是稍微放一放、凉一凉,用嘴唇抿一抿、试一试,感觉不烫后再喝。

热水虽好,不要太烫哦!

72

有一种胳膊疼叫作网球肘

很多人因肘关节疼痛就诊，被医生告知患了网球肘时，都一脸茫然，什么是网球肘？我从来不打网球，为什么会得网球肘呢？

其实，网球肘只是一种通俗说法，专业名称为肱骨外上髁炎，因为最早在网球运动员中被发现，所以俗称为网球肘。

▶ **什么是网球肘?**

网球肘（肱骨外上髁炎）是指肱骨外上髁肌腱止点，也就是手肘外侧肌肉与骨头相连接的地方，反复或过度拉伸而导致的轻度肌腱撕裂，造成局部炎症，引起疼痛。在临床上十分多见，为疼痛科门诊的常见病之一。

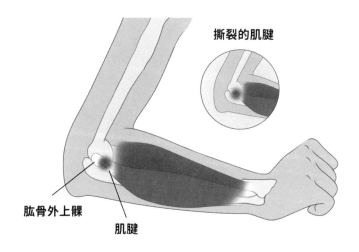

撕裂的肌腱

肱骨外上髁

肌腱

▶▶ **疼痛科能进行什么治疗呢?**

1. 物理治疗——冲击波疗法

体外冲击波疗法利用冲击波造成不同密度组织之间的能量梯度差及抽拉力,分离粘连、伸展挛缩,同时使受冲击部位组织微循环加速,改善局部组织血液循环,从而缓解疼痛,最终达到治疗目的。

2. 药物治疗

非甾体抗炎药的运用,如塞来昔布等。

3. 神经阻滞治疗

以局部麻醉药为主的药物短暂阻断神经传导功能,既能达到治疗目的,同时减少镇痛药物用量,减少不良反应,提高患者生活质量。

4. 银质针松解治疗

①针刺的机械性刺激作用,主要是松解粘连,阻断神经传导,从而达到"以松治痛"的目的;②热能效应,通过针柄将导热仪产生的热量传导至体内,从而达到消除无菌性炎症的目的。

5. 射频热凝治疗

射频电极套管针在肱骨外上髁处经皮穿刺,用电脉冲射频热凝肌腱附着点处的神经末梢,松解局部肌腱,从而起到减轻疼痛、改善功能的作用。

73

骨刺是骨头上长了刺吗？

▶▶ **什么是骨刺？**

骨刺的学名叫作骨赘，是骨头上的赘生物。一般长在骨头的边缘，突出于骨面，质地较硬，但比骨头要稍微软一些，常见于膝关节。因为它并不是膝关节本身的正常组织，所以关节处会有明显的疼痛，用手压时会疼，平常走路时也会疼，屈伸的时候也会疼。骨刺虽不是什么严重的疾病，可疼起来令人痛苦。因此，一定要引起重视。

▶▶ **产生骨刺的原因有哪些？**

1. 关节之间过度摩擦

过度摩擦致关节磨损后，关节不稳定，造成疼痛。

2. 过度负重

肥胖的人，关节负荷大；或经常负重训练、从事体力劳动的人，关节软骨过度受损、劳累，产生骨刺。

3. 关节张力过大

比如爬山的时候，膝关节前方软组织受到很大的张力，关节囊和骨头摩擦的地方会产生骨刺。

▶ **如何治疗骨刺?**

骨刺一旦产生，没有能够彻底治疗的办法。

1. 保养

造成关节严重疼痛的
动作少做，避免加重症状，
非急性期可以适度散步、
骑车、游泳等，特别是要
加强关节周围肌肉的锻
炼，增强关节稳定性。

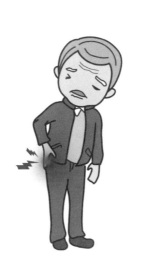
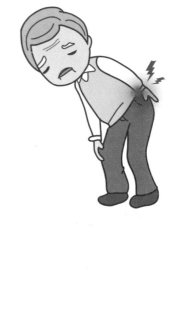

2. 药物治疗

在专业医生指导下合
理用药，但药物只能起到
消炎镇痛的缓解作用，目
前没有药物能完全消除
骨刺！

3. 手术

骨刺症状严重，多建议手术处理。但不是每个人都适合做关
节镜手术、置换关节手术等。

虽然骨刺难以根除，但只要正确治疗，就能控制症状。

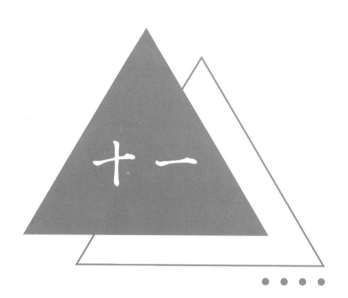

十一

中医养生知识

74

春困何时了？
中医专家这样说

立春后，万物开始复苏，大自然一片生机勃勃。俗话说"一年之计在于春"，春天是撸起袖子加油干的时候，然而总有一些人提不起精神，即所谓的"春困"。

▶ 如何应对春困呢？

中医认为，肝脏所主时令为春，肝气的升发之性就如同春季的万物萌芽一般。只有保持肝气的舒畅调达，才能使阳气自然升发，若肝郁不畅就会影响阳气的正常升发，从而引发春困。

因此，春季养肝就相当重要！

▶ 预防和缓解春困的小技巧

1. 调饮食

春季应多食辛味食物及芽类食物，辛味食物具有发散之性、芽类食物具有萌动之性，均有助于肝气的升发，如生姜、葱、韭菜、薄荷、豌豆芽、茭蒿、豆芽等。此外春季饮食不可甜腻，甜腻食物容易生湿助痰，阻遏阳气，进而遏制肝气升发而出现春困。

2. 慎起居

《黄帝内经》云："春三月……夜卧早起，广步于庭，被发缓形，以使志生……此春气之应，养生之道也。"春天应当早起晚睡。早起是指在太阳升起的时候起床，此时外界阳气萌动，有助于人体阳气升发。晚睡是指在太阳下山后再上床睡觉。古人没有电灯，所以作息和日出日落相同，今人娱乐活动甚多，但也应当在晚上11 时前入睡。

3. 勤运动

春天适当运动，有助于身体阳气的升发，适合的运动包括晨走、慢跑、骑车、登山、放风筝等。运动还可以放松心情，有助于肝气舒畅。

4. 节情志

中医认为肝喜条达而恶抑郁，情志舒畅，则肝气条达；情志抑郁，则肝气郁结。因此春季情志养生很重要，总的来说就是要保持心情愉快，少动怒、少郁闷。如果您平时容易生气，可以常按揉膻中穴，膻中穴在心窝处，常按可宽胸理气；也可以常常拍打身体两侧，肝胆经循行于身体两侧，常拍打有利于肝胆经通畅；还可常喝一些花茶，如玫瑰花茶、月季花茶、菊花茶等，花茶可疏肝理气。

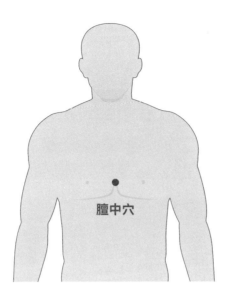

膻中穴

如果您出现严重的春困，可能是疾病的信号，建议及时就医。

75 冬病夏治的三伏贴

三伏贴，是中医的特色疗法。在一年中最热的三伏天，把中药材调和成药丸，敷贴于身体相关穴位，增强机体功能，治疗秋冬时节易发作的疾病。

▶ **哪些病适合用三伏贴治疗？**

1. 呼吸系统疾病

慢性咳嗽、哮喘、慢性支气管炎、慢性阻塞性肺疾病、肺源性心脏病、感冒、慢性鼻炎、慢性咽炎等。

2. 风湿免疫性疾病

肩周炎、风湿、类风湿关节炎、强直性脊柱炎等。

3. 消化系统疾病

慢性胃炎、慢性肠炎、胃及十二指肠溃疡、消化不良等。

4. 耳鼻喉科疾病

过敏性鼻炎、慢性鼻窦炎、慢性咽喉炎等。

5. 儿科疾病

小儿哮喘、小儿咳嗽、小儿支气管炎、体虚、易感冒、脾胃虚弱、遗尿、厌食等。

6. 妇科疾病

慢性盆腔炎、痛经、经行泄泻、不孕症等。

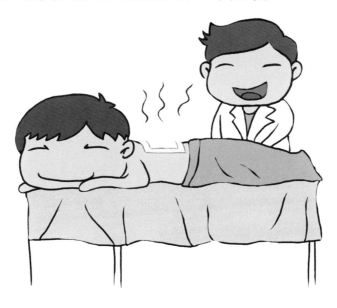

冬季养生从睡个好觉开始

冬季养生重点在于"藏"，藏什么？藏精气神！怎么藏？具体方法太多。不妨从睡个好觉开始！

▶▶ **为什么会有人睡不好觉呢？**

归结起来有以下 5 个方面的原因。

（1）过度透支睡眠，节律紊乱。

（2）压力过大，大脑根本无法休息。

（3）生活习惯不良，睡前身体刺激过度。

（4）疾病或特定的身体状态。

（5）睡眠环境因素刺激。

▶▶ **如何拥有好的睡眠质量呢？**

1. 睡好子午觉

子时是晚上 11 时至凌晨 1 时，此时阴气最盛，阳气最弱，称为合阴; 午时是中午 11 时至下午 1 时,此时阳气最盛,阴气最弱,称为合阳。

子午觉，就是子时深睡，午时稍寐。此时睡眠有利于阴阳的平稳转化，有利于人体养阴、养阳。

2. 先卧心，后卧眼

唐代医学家孙思邈在《千金要方》中提出："凡眠，先卧心，后卧眼"，认为睡眠应先使心神宁静，方能闭目安睡。

3. 导引助眠

中华导引术具有调神、调息、调形作用，动作温和舒展，强度不大，老少咸宜。睡前不适合剧烈运动，而导引术有助于调和气血，凝神入静。

除了五禽戏、八段锦、六字诀、易筋经等经典的导引功法外，太极拳、站桩、打坐等属于导引功法，等到呼吸调匀，周身放松，自然容易酣然入睡。

4. 食疗助眠

安神又美味的食物有很多，如在睡前可取龙眼肉、大枣、百合各 10 克，莲子 20 克，煮半小时至 1 小时后服用。还可以用白菊花、红枣泡茶，每晚睡前喝一小杯，可安神助眠。

除此之外，常见的牛奶、面包、香蕉、小麦粥、土豆泥、蜂蜜等也有较好的安神作用。

77

药食同源之薄荷妙用

《黄帝内经太素》曰："空腹食之为食物，患者食之为药物。"中医学自古以来就有"药食同源"之说。即许多食物可以药用，许多药物也可以食用。

薄荷可以食用，它的食用部位为茎和叶，可以调味，可以配酒、冲茶等。常见的薄荷口香糖、薄荷茶等都有提神醒脑的作用。

下面我们介绍一下薄荷的药用！

▶ 薄荷治疗风热感冒

感冒分两种，一种是风寒感冒，一种是风热感冒。

风寒感冒，寒性症状明显，可以用生姜水治疗。

风热感冒，热性症状明显，常伴有咽喉疼痛，治疗上应当发散风热。薄荷味辛，性凉，恰好有发散邪热的功能，并且利咽止痛，所以可治疗风热感冒，缓解咽喉疼痛。

▶ 薄荷治疗风邪头痛

风为阳邪，头为诸阳之会、清空之府，风邪外袭，上扰头目，阻遏清阳，故头痛。而薄荷质地轻清，擅长升浮，又擅长发散，能够升浮到头部驱散风邪。从宋代起，很多医家就把薄荷列为治头脑风的要药，最著名的川芎茶调散中就有薄荷，感冒头痛时，服用一剂，立马止痛，非常明显。

▶ 薄荷治疗眼部疾病

薄荷治疗眼部疾病，尤其是红眼病。中医学认为，风盛则痒，热盛则红，所以眼睛又红又痒是风热侵袭导致的。治疗时可选用发散风热的薄荷。如果热邪严重，还可以加栀子、菊花、决明子等以增强清热之力。

▶ 薄荷治疗慢性鼻窦炎

慢性鼻窦炎的患者，经常流脓涕，鼻塞头闷，病因为邪气侵犯鼻窍，导致鼻窍津液分布失常，塞而不通。而薄荷辛凉，可以发散鼻窍邪气；气味芳香，又能开通鼻窍。《滇南本草》说薄荷可以"治脑漏、鼻流、臭涕"，《医学衷中参西录》也说薄荷可治"鼻渊、鼻塞"。这就是利用了薄荷发散邪气的功用。

▶ 薄荷治疗肝郁、胸中胀闷、乳房胀痛

无论是胸中胀闷还是女性经前乳房胀痛，都与肝郁气滞有关。因为肝脏的经脉恰好经过胸部和乳房，所以一旦肝气郁结，就会造成胀痛。薄荷味辛，辛能行气，可以促进肝经气血流通，所以薄荷也是一味著名的疏肝药，可以用来疏肝调肝。大名鼎鼎的逍遥散里就有薄荷。

▶ 薄荷食用禁忌

薄荷功效如此之多，你是否想养一盆以备不时之需？但有些人不适合用薄荷，如孕妇及表虚汗多、阴虚血燥的人。

78 药食同源之生姜妙用

生姜是大家熟悉的一种调味剂，也是很重要的中药。生姜味辛，性微温，归肺、脾、胃经，具有发汗解表、温中止呕、温肺止咳、解鱼蟹毒、解药毒的作用。

下面我们介绍一下生姜的药用！

▶ 生姜治疗风寒感冒

生姜具有发汗解表的作用，所以可以用来预防风寒感冒及治疗轻型风寒感冒。

民间有"上床萝卜下床姜，不用医生开药方"的谚语。风寒感冒时可取生姜单煎或配红糖、葱白煎服，一定要趁热服用，凉了以后姜汤的发汗作用就大打折扣了。

▶ 生姜治疗呕吐、恶心

生姜辛散温通，能温胃散寒，和中降逆，随症配伍可治疗多种呕吐，如胃寒呕吐、晕车晕船引起的呕吐，可将生姜切成薄片，然后贴在肚脐上，如果不方便固定，可以用医用胶带将姜片固定在穴位上。

▶▶ 生姜治疗寒痰咳嗽

生姜辛温发散，能温肺散寒、化痰止咳。对于肺寒咳嗽，不论有无外感风寒、痰多痰少，皆可选用。

因风寒感冒而咳嗽咳痰时可做生姜葱白萝卜汤。先将白萝卜切块，用适量的水煮熟，再加入生姜与葱白，煮至剩一碗水即可。

▶▶ 生姜解毒

生姜能解鱼蟹毒及半夏、天南星的毒性。取鲜生姜100克，将姜洗净，捣烂，取汁服用。

▶▶ 生姜食用禁忌

生姜性微温，具有发散作用。所以阴虚内热、内火偏盛之人，患目疾、痈疮、痔疮、肝炎、糖尿病及干燥综合征之人不宜食用。

生姜作为调味剂，不可多食，多食易生热损阴，致口干、喉痛、便秘等。